だいわ文庫

病理医ヤンデル先生の医者・病院・病気のリアルな話

市原 真

大和書房

開演前の注意事項（はじめに）

本文を全て書き終わり、「再校ゲラ」のチェックを終え、つい先ほど、原稿を封筒に収めて編集部に発送してきたところである。

そして私はこれから、「はじめに」を書く。「はじめに」なのだから、あらゆる原稿の中で最初に書くべきだったのかもしれない。けれども結果的には、最後に書く文章となった。おかげで、今こうして、すべての文章を読み返した上で、「はじめに」を書くことができる。興奮とともに。

この本はすごかった。本当にすごかった。

書き終えて、読み終えた私が、「はじめに」言うべきことはこれだと思う。

……いまだかつて、こんな書き出しではじまった本がどれだけあったろうか。

あなたは苦笑したことだろう。私も苦笑している。でも、できればもう少し読んでほしい。

断っておくが私は本書を自信満々で書き始めたわけではない。今までにない本ができるぞとか、誰にも書けないものを書いてやろうとか、そういった過剰な野心や自意識の類いはなかった。むしろ逆だ。私は当惑していた。不安ですらあった。

「突然のお手紙失礼致します。」

今時珍しい、手書きの封書が届いたのは2018年9月末のこと。

編集者W氏からのお手紙には、非常に丁寧な、整った、「丸文字」で、だいたいこのようなことが記されていた。

一般の方にとって医療や医師というものは「なんだかよくわからないもの」です。よくわからないからこそ不安に感じたり、漠然とした苦手意識を抱えていたりします。そんな医療を、クリアに語っていただけませんか。医師を身近に感じられるような本を書いてください。

私は同封されていた名刺あてに返事をしようとメールソフトを立ち上げた。そして小さく嘆息した。

なあんだ、医療エッセイか。

あるいは、医療のリアルを伝えます系の書籍かな。

そういうのは、もう、ブログでいいんじゃないかな。わざわざ本にしなくたってさ。

あまり乗り気ではなかった。けれども、けっこうな手間をかけて書かれたであろうお手紙に申し訳ないという思いがあった。もとより、いただいたお仕事をお断りできるほどの大御所でもない。私は引き受けた。そして、執筆作業は良くも悪くも凡庸に滑り出した。


ところが本書は不思議な展開を見せた。

それがどのようなきっかけで、誰によってもたらされ、中盤から終盤に向けていかなるできごとが待ち受けているのかは、ここでは書かない。


本書のカバーには「監督」ふうのイラストが描かれている。おそらくは私がモデルだろう。イラストレーターの深川優さんが本書の雰囲気を十分に察して描いてくださったこのイラストレーションを、私は一発で気に入った。担当編集氏も同じ気分だったと見えて、我ら二人がそれぞれはしゃいだメールが残っている。我々がなぜこの絵を気に入ったのかも、秘密としておこう。きっと読み進めていくうちに、あっ、そういうことかとわかっていただけるのではないかと思う。

少し不安げな顔で、メガホンを持った監督気取りの私。深川優さんの卓見に頭が上がらない。

執筆を終えた今、私はひとつ、コシャクな手入れを行う。本書の一人称に、「私」は似合わない。語り手である「私」は、もっと「いつもの私」であるべきだ、と思った。そのため一人称を使い慣れた「ぼく」に変更する。

私はこうして「ぼく」になり、本書は「ゆるく楽しくやわらかい医療本を作るべく、戸惑いながら走り出した『ぼく』の話」として完成する。

本番がそろそろ始まる。

ぼくは今、この本の「リハーサル」を見終えた状態だ。少し呆然としている。

そろそろ開場の時間。客席に人が入り始めた。ぼくはまだ席を立てずにいる。このままあなたの横で、客のふりをして、公演を一緒に見てしまおうかと考えている。
さあ、鷹揚の御見物を願います。

ぼく／市原　真／病理医ヤンデル　記す

目次

開演前の注意事項（はじめに） …… 3

序章 病院とは……なんだか冷たくてこわいところ？

0-1 病院とは、早く帰りたい患者と、帰りたくない医者でできているところ
──「ゆるくておもしろい医療エッセイ」の依頼がきた …… 14

0-2 世間の「労働の論理」から離れた場所なのかもしれない
──患者の幸福という正解がないものとどう向き合うか？ …… 23

0-3 なんだかよくわからない（と思われている）医者と学会のつながり
──医者のネットワークと学会について …… 37

0-4 冷たく見える医者のコミュ力について
──「勉強できる人って、コミュ力はないよね」 …… 52

0-5 病院と医療について、ゆるく伝える？
──医療業界をゆるく書く、とは …… 62

第1章 〝病院〟のホント

1-1 医療ドラマとリアルの違い、とは？……78
1-2 「病院での常識」but「病院外での非常識」……92
1-3 自分が病院にかかるときに見ているところ……104
1-4 殺伐とした病院内でめぐり合うほこほこエピソード……117

第2章 〝医者〟のホント

2-1 「大学病院」と「町のお医者さん」の違い……128
2-2 医者の世界は旧態依然？……141

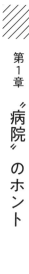

2-3 医者として働く中でやってられるか！　と思う瞬間 …… 153
2-4 これまでに出会ったとりわけ個性的な先生たち …… 166
2-5 医者自身の健康について …… 181
2-6 医者が文章を書く、ということについて …… 195

第3章 〝病気になる〟のホント
――医療シアターへようこそ

3-1 病気になるとはどういうことか？
――医療シアターの開幕ベル …… 212
3-2 みんなが気になる「がん」とは、どんな病気なんだろう？
――悪役たちがステージに立つ …… 223

3-3 病気と戦うには「診断」が必要だ
――名乗りを上げろ、旗を立てろ …… 243

3-4 入院しても、なかなか医者に会わないわけ
――知識は味方、仇は敵なり …… 256

第4章 〝医者と患者〟のホント
――Yの医劇

4-1 医者と患者と、知るということ
――ケミストリーと、リテラシー …… 270

4-2 病気の種類よりも、大きなルールを知ろう
――プロフィールより、シアターのムード …… 280

4-3 「絶対」が使えない医療者VSニセ医学
――カルトクイズと、オペラ歌手 …… 297

4-4 厳しすぎる病理の先生の本がなぜ、ベストセラーになったのか？
――君たちはどう、医を斬るか …… 312
4-5 これからの患者と医療のすがた
――ラインダンスの、踊り方 …… 328
4-6 とある病理医Yの視点 …… 339
カーテンコール（おわりに） …… 347
文庫版あとがき …… 352

序章

病院とは……
なんだか冷たくて
こわいところ?

0-1 病院とは、早く帰りたい患者と、帰りたくない医者でできているところ

――「ゆるくておもしろい医療エッセイ」の依頼がきた

病院というところは、たいていの人にとって、来なくていいならば来たくない場所だ。
多くの患者は、病気になったから仕方なく治しに来たに過ぎない。一刻も早く帰りたい。どこか楽しいところに出かけたい。やらなければいけないこともあるし、なるべく長く自分のために時間を使いたい。あまり、長居したくない。

このたび、ぼくの元に、そんな病院の〝リアル〟を、「やわらかく、楽しく、ゆるく伝えてほしい」という依頼が来た。

正直に申し上げるならば、やっかいだなあ、と思った。

病院とはヘンテコな場所

ここはあまり気持ちのいい場所ではない。

入り口の自動ドアすら、コンビニとはどこか違う音を立てているように思う。

気のせいかもしれないが、ぼくは病院のドアは「おごそか」だと感じる。おごそかで、しめやか。

廊下は昔ほど暗くはない。けれども、今もなお、塗装はシンプルだ。シンプルすぎる。昔の学校を思い出す。オクテだけど、どこか有無を言わさない雰囲気。少なくとも、〝やわらかい〟イメージではない。

外来の長椅子は、一時期に比べればだいぶマシになった。昔の長椅子は、無駄に強固な金属製の足がとても重そうだったし、座面のビニルだって硬く跳ね返る感じで、どこか、人を拒絶しているような雰囲気があったけれど、今はもう少し座り心地が良い。空港の待合室にあるソファと、病院の外来にある長椅子は、この20年間で一番改善されたのではないか。今までがひどすぎたとも言える。

だからと言って、座って〝楽しい〟ものではない。

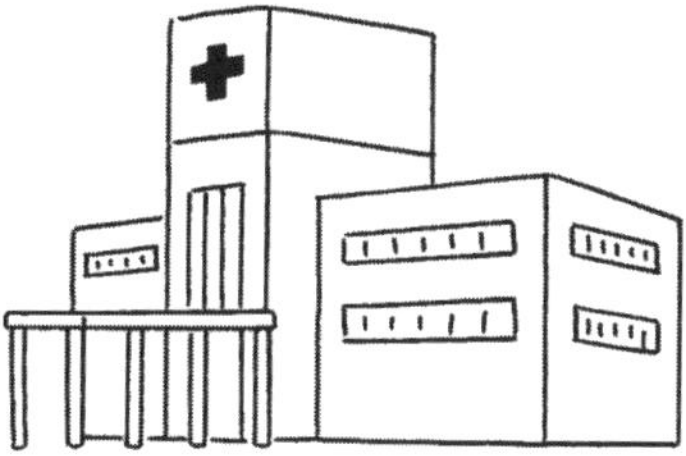

待合には電光掲示板があって、担当医の名前と今の待ち人数が表示されている。近頃は、回転寿司でもチェーンの居酒屋でも、しばしばこうして「あと○人が待っています」という表示がみられるようになった。いつ呼ばれるかまったくわからなかった時代に比べれば格段の進歩だ。

けれど、「あと○人みてからじゃないとおめーの番はこねーよ」と納得を求められているようでもあり、いい気分はしない。

〝ゆるい〟気分になんて、ならない。

くり返すが、病院というところは、あまり気持ちのいい場所ではない。ときに腹が立つこともある。ガマンを押しつけられることもある。

……みんなも、そうだろう？

多くの患者はイライラヤキモキとしながら順番を待っている。

中には「待つのは仕方がないよ」みたいな顔をして、のんびりと雑誌を読んだりスマホを眺めたりしている人もいるようだが、内心どれだけの不満を押し殺しているのかと思うと、医療者としては申し訳ない気持ちでいっぱいになる。

さらに付け加えるならば、早く帰りたいのは患者だけではない。

医療者だって、仕事が早く終わらないかなあと思っている。早く帰りたがっている。定時のベルは心を沸き立たせるし、始業のタイムカードは仏頂面で押す。いっしょだ。働きながらブツブツ文句を言っている。ツイッターを見てみるといい、多くの医療者が、ほかの社会人と同じように、日々、仕事の愚痴を言っているだろう。

患者も、医療者も、それぞれ立場は違うけれど、実は内心、早く帰りたいなと願っている場所。

それが、「病院」に対するごく一般的なイメージではないか、と思う。

そんな場所についてのあれこれを、「やわらかく、楽しく、ゆるく」書けという依頼が来たのだ。難儀なことだなあ、と思った。

……けれども、編集者の気持ちもわからないではない。ぼくはどうやら、「病院で楽しそうに働いている人間」だと思われているふしがある。

確かに、ぼくはツイッターでは楽しそうにゲラゲラ笑いながらダジャレばかりつぶやいている。好きな本を読んでは人々に紹介し、出張のたびにフォロワーに各地のおみやげを聞いてまとめて「病理医ヤンデルと各地のおみやげ」という企画をやっていたこともある。まあ普通に考えて、楽しそうに見えるだろう。

しかも、実際に、ぼくはここで楽しんでいる。つまりは見透かされている。けれどもぼくが楽しいということと、みなさんが病院を見て楽しい気分になるようなものを書けるか、ということは、別問題だ。さあどうしよう。

病院に長居したがるヘンテコな人

ここだけの話、医療者の中には、病院が大好きで、働くことが大好きな人が一定数いる。ぼくだけに限った話ではない。

冒頭で、医療者は患者と同じであまり病院に長居したくないと思っている……と書いたが、正確ではない。

なぜかはよくわからないが、一部の医療者は異常に病院が好きだ。**まるで帰ろうとしない**。ぼくも、ずうっと病院にいる。

幸い、ぼくが残業することで同僚や後輩が一緒に残業しなければならなくなるような「空気」は、我が職場にはない。ぼくが病院に長居したところで他人に迷惑はかからない。つらい思いをして病院にやってきている患者には申し訳ないが、ぼくはここで働いている時間が一番充実している。

ぼくを含めて、病院の中には、一般的にはブラックとされる働き方や価値観に染まりきった人たちがいる。全員ではないが、「別に帰りたくならないよ。ずっといていいよ」みたいな人たちがけっこういる。

これこそ「リアル」だが、じゃあぼくらが「やわらかくて、楽しくて、ゆるいから」病院にずっといるのかというと……別にそういうことではないのである。

だいたい「病院にずっといたい」なんてこと、あまりおおっぴらに言うべきではないかもしれない。

今の世の中、「病院で時間も忘れて楽しく働いています」なんて言うと、角が立つ。

「ブラックな職場を撲滅せよ」

「過剰な努力によって成り立っている仕事にろくなものはない」

「徹夜自慢は学生までで十分」

いちいちごもっとも。

帰りたい人の方が健全だし、普通だ。ホワイトな職場で働くことに越したことはない。

大声で「ブラックだけど気に入っています」なんてことを言うのは、はしたない。

ただし、だ。

偉そうに書くことではないのだけれど……。

ぼくは病院という場所に、何か自分の**役割**があるんじゃないかと思っている。

やわらかくて楽しくてゆるいから病院が好きなんじゃない。

病院で働いているときのぼくの姿が、「ハマっている」。だからここにいる。いたいと思う。

患者が帰りたい帰りたいと言いながらイヤイヤ来ている場所に、居場所とか存在意義みたいなものを感じて、どっぷりと浸りきっている。

いかにも楽しそうな顔をして。

我ながら、この価値観はゆがんでいるのではないか、と思わなくもない。

このゆがみは、そのまま、医療現場のゆがみでもある。

そしてぼくは思う。**少なくとも現在のところ、ゆがみがあるからこそ、医療現場はその形を保っている。**

針金を1本用意して、シンプルなカーブをひとつだけ作ってテーブルにおいても、針金は自立しない。ひらがなの「し」とか「つ」のような形でテーブルに横たわるだけだ。

でも、その針金を、ぐにゃぐにゃにゆがませてみよう。「ζ」とか「ξ」とかみたいな形にぐちゃぐちゃとねじ曲げてみよう。あるとき、運良く、スックと自立することがある。

その針金を眺めながら、「これが医療界だ」と感じる。

ちょっとした風でカタンと倒れてしまうかどうかは、針金のゆがみ方次第。ゆがみの程度が軽いと、小さな刺激で容易に倒れてしまうだろう。思い切りゆがみまくっているからこそ、その場に立ち続けていられる。

そんなゆがんだ世界を、編集者氏は、「やわらかく、楽しく、ゆるく伝えてほしい」という。

ぼくはメールを見て考え込んでしまった。

どんな顔で書いたらいい？　どこまで本当のことを書けばいい？　ぼくが書くべき「医療という世界」は、どう書いたらうまくハマルのだろうか？

0-2 世間の「労働の論理」から離れた場所なのかもしれない

——患者の幸福という正解がないものとどう向き合うか？

いろいろなところで散々言及されていることだけど、**医療の世界というのは労働に対する異常な愛情によって支えられている。**

そんな風習は一刻も早く改善しなければだめだ。

だめだからな。

ちゃんと説教しておきました。そういうことで、ええ。ブラックで申し訳ございません。必ず改善いたしますので。ええ、申し訳ありません。はい。

世の中のあらゆるサービス業にも似たようなところはある。昔は本当にひどかったとも聞く。ブラック上等と言わんばかりに、従業員たちはとことん厳しい労働環境を強いられ、人間業ではない働き方をして涙を飲んできた。

そういうのはよくない。労働はホワイトに限る。いつまでもブラックではいられない。


ただ、物事は多面的に見る必要がある。

たとえばぼくは一般の職務に照らし合わせると比較的ブラックな「働き方」をしている。土日にどこかに出張してもその分代休が得られるわけではない。職場にいる時間もとても長い。

けれども、ぼくと病院の関わり方を、「労働の論理」だけで説明するのは少し違うのではないか、と思う。

医業が主に取り扱っているのは、「患者の幸福」という特殊な商品だ。

幸福なんて人の数だけ存在する。他人の幸福は測ることができない。みんなが同じ感性で同じ答えを出すことはない。本人にとっては唯一無二の宝物。

そんな、普遍的な商品として取り扱うのは難しいはずの「幸福」を、医療者たちは世間一般に広く「売っている」。医療者自身の使命感とか思い入れ、美学みたいなものを十二分に乗っけながら。

そんな仕事に、通常の労働と同じ論理を期待されても、困るといえば、困る。

先日ふと感じたことなのだが、医療商売というのは、「絵を売る」仕事に近いような気がする。画家というよりも、どちらかというと「画廊」のそれ。医業には「アート仲介業」的なところがあるのではないかと思うのだ。

これはぼくの勝手な推測なのだが、「アート仲介業」の人たちもまた、自分たちがやっていることを労働の論理だけでは説明していないように思う。芸術に関わる使命感とか、芸術に対する自らの思い入れ、あるいは美学みたいなものを、労働という概念に上乗せしている。芸術品を売ることが単なる飯の種ではなくなっている。

おそらく、芸術という極めてあいまいで主観の入り交じる概念を扱う人は、商品を目の前にして「他人事」ではいられないのだろう。自分がその商品価値を最初に評価する立場でいることではじめて芸術品を扱うことができる。**当事者感**が必要なのだ。

医業とアート商売の類似点は、ほかにも考えつく。

そもそも働く人たちの人間性が似ている。いいか悪いかを問わず。

深夜に妙にハイになっていたり、かと思えば始終いらいらしていたりするところ。顧客よりも自分の方が商品に詳しいとうそぶいてみたりするところ（まったく失礼な話である）。

「自分にかかっている人件費」を忘れて買い付けや修行のために突然海外に出張をしたりする点。

信じられないほど高い本を、自分の勉強のために買いそろえたりする点。

自分を大きく見せるために場違いなほど高級な装飾品で身を飾ったりする点。

極めて理論的に需要と供給を分析している。理にかなわないことをしない。売る・売らないに美学もある。そして仕事の本質はサイエンス。

ときに、同僚を人間と思わない。顧客すら人間扱いしない場合もある。


考えれば考えるほど確信が強まる。そうか、患者の幸せというのはある意味「芸術」なのだな。

人それぞれの価値。人それぞれの生き様。**人それぞれの物語**だ。

長生きすればいいという価値観だけでぼくは暮らしていないが、長生きすればいいという価値観で暮らしている人もいる。互いの価値をぼくらは否定しあえない。否定してはいけない。

患者の数だけ物語がある。その物語ごとに立ち居振る舞いを変えることで、医療という仕事はようやく成り立つ。

「医療業務は本当に労働なのだろうか」という問いは愚問だ。

もちろん、労働である。

ぼくらは、メシを食うために働く。それは真実だ。

けれども、アート商売の人たちがどことなく、アートと自分とを、「労働ではない部分」で結びつけている傾向があるように、医療者もまた、どことなく「労働の基準で測られては困るなあ」と思いながら仕事をしている。

ワークとライフの境界がとろけちゃっている。

そうしないと、自分の信じる医業が成り立たない。患者の物語に参加できない。

――トロトロ・オンコロジスト

腫瘍内科医という仕事がある。彼らは抗がん剤などを使いこなすプロだ。英語ではオンコロジストという。

最強の武器は「エビデンス」、統計学的な知識。

どの抗がん剤がどのがんにどれくらい効くのかという情報を常に更新し続ける。最新の医療を患者に反映できるように、いつもアンテナを張り巡らせる。毎日、受け持ち患者ひとりひとりの薬剤投与量を計算し、副作用を予測し、対処を考える。

この仕事はウルトラ難しく、腫瘍内科医以外のほとんどの医師には真似ができない。腫瘍内科医はすごいぞ。

ただ、ここではっきり言ってしまうと、エビデンスや統計学なんてものは、患者からするとどうでもいい。よくわからないものである。

エビデンスとは直訳すると「証拠」。現代医療の文脈では「温故知新」と訳すのがいい。過去に多くの患者がさまざまな治療をして生き延びてきた結果をまとめて、傾向を見極め、それを元にして治療を選ぶことで、よりよい未来が期待できる、という考え方。科学は常に温故知新の姿勢でありたい。エビデンスこそは、ぼくら医療者が大事にしている価値観であり、正義である。

でも、同じ価値観が患者に通用するかは疑問だ。

患者は「傾向」を知りたいわけではない。患者が知りたいのは過去の見知らぬ患者がどうなったかではなく、自分がこれからどうなるかだ。多数の他人の物語よりも、たったひとつの自分の物語。医療者にはたったひと言、**「ほかはともかく、あなたは治る」**と告げてほしい。

「エビデンス」がどうとか分析し始めることは、患者にとって、難しくて、どこか他人事感があり、しんどい。しんどければ、幸せは奪われる。幸せが奪われるということはつまり、医療の本来のコアである「患者の幸せ」を微妙に外れるということだ。

ところが、腫瘍内科医の主たる業務は、エビデンスにこだわることである。

統計学的な結果というのは必ずしも患者ひとりひとりにあてはめられるものではないが、統計学的に一番いいとされた治療を繰り返していれば、何人かの患者はおそらく確実に昔よりも幸せでいられる時間が増える。

たとえ、ひとりひとりの幸せに直接アプローチする行為にはならないと知っていても、腫瘍内科医はエビデンスを愛さなければいけない。サイエンス以上に誠実な指針など存在しないからだ。

腫瘍内科医は、患者の幸せという商品の周りをぐるぐる回りながら、微妙にコアの外れた、しかし医学的に最重要の、難解な問題を毎日解き続ける。

彼らの勤務時間のほとんどは、患者と語ることではなく、数字と戦うことに費やされる。エビデンスに向き合うことは激務である。勤務時間内に収まるように働こうと思ったら、なかなか患者と会話する時間はとれない。

だからこそ、彼らは、時間外に患者のもとを訪れて、患者ひとりひとりと会話を繰り返すのである。

エビデンスだけおっかけていれば仕事が終わるというならば、あるいは腫瘍内科医は今よりもう少しホワイトな働き方をしていたかもしれない。

患者との会話ががんを小さくする役に立つわけではない。

エビデンス的にはそうだ。自分のためを思うなら、会話をしないで計算をしていたほうが仕事は進むし、患者の治療効果だって得られるし、何より、早く帰れる。

けれども、腫瘍内科医は、患者と話す。

なぜなら、会話こそが患者の価値観が欲しているものだからである。エビデンス（証拠）ではなくナラティブ（物語）の部分に、「患者の幸せ」という芸術的な価値観が存在する。

彼らは、時間外にエビデンスの外で、いつも会話をする。がんにかかった患者に生きる指針を与えながらさまざまな治療法を検討し、痛みをどう取り除いていくかを考え、ソーシャルワーカーや看護師たちと一緒にがん患者の生活をどう保つかを考える。

がん患者の家族が疲弊しているときも、社会的にどのようなサービスが受けられるかを家族と一緒に悩んで考える。

小学校や中学校を訪れ、「がん教育」の手伝いをする。自身の闘病経験を講演で人々に伝えているがんサバイバーたちと連携して、社会的な啓蒙に励む。そして病棟に戻る。会話をする。

勤務時間など知ったことではない。

ワークとライフがトロトロに混ざり合ってチーズフォンデュみたいになっている。

腫瘍内科医のこういう働きっぷりは、もはや医者としてカバーすべき「医学」の範疇を超えている。

完全にブラックだ。ブラック・フォンデュ。

ブラックであれば、そこにはヒューマンエラーが頻発する。エラーは結果的に患者の不利益につながる。

いかん、いかんぞ。自分だけが長時間働いて満足を得るようなことをしてはだめだ。労働というのはそれではいけない。

目の前の患者が苦しんでいても、定時が来たならスタッフと交代して帰るほうが、結果的に提供できるサービスの質は上がる。ほかの人間とチームを組んで、きちんと分業をして、腫瘍内科医自身がきちんと休みをとり、家に帰り、趣味に生きるべきである。

それが現代の労働というものだ……。

けど、このゆがみ、簡単に是正できるものではないだろう。

医療業界のゆがみは、ひとりの正義感でどうにかできるほど単純な知恵の輪ではない。

個人の自傷的な献身がなければ、がん医療など望むべくもない。

腫瘍内科医は自分をじわじわと殺し、漏れ出した生命力を患者に与えて少し生かす、そういうことをやっている。

どうしようもないやつらだ。

実際に腫瘍内科医に話を聞いてみる。すると、「やりたくてやっているんです」。そう言って笑う。

ぼくにはこの腐ったブラック労働環境を変えるだけの力がない。

それは労働のあるべき姿ではないよ、と、大きな声で叱れない。

彼らはおそらく「労働の論理」だけでは医療を施していない。

先日、腫瘍内科医たちが企画した勉強会に参加した。

なんでも、小中学校で正式に「がん教育」が始まるのだという。がん教育のカリキュラムには、がんの生命科学、予防、治療、社会的なサポートなどが含まれる。

新たに加わるカリキュラムは、とても豊富で、かつ高度だ。従来、理科や生物学で教えられていた内容を超えている。学校教諭だけで指導できる内容ではない。

そこで、医療者たちが学校をサポートせよ、という指針が国から打ち出された。これを受けて、医療者たちががん教育にどう関わっていけばよいかを考えるために、勉強会が開かれた。

ああ、また腫瘍内科医の仕事が増えていく。そうやってどんどん抱えていっては、つぶれてしまう。君らはもう少し普通の労働者にならないといけない。アートを扱うような働き方では、いつか壊れてしまうよ。

会には多くの出席者がいた。腫瘍内科医だけではなかった。がん診療を行っている呼吸器内科医や消化器内科医、緩和ケア医など他分野の医師たちに加え、がん病棟看護師、薬剤師、ソーシャルワーカー、保健師、さらに小中学校の教諭や自治体の教育委員会の人。患者もいた。

二人三脚の輪が広がっていく。

医療者たちを家に帰さない二人三脚。

研究会では情報が共有され、今後の見通しが計画され、研究会の母体がより大きい組織に移されることが発表された。

手弁当で会を作り上げた腫瘍内科医たちは、個人のレベルで会を運営することをやめて、

「いち参加者」に降格することになったらしい。この会はこれからもう少し大きな団体によって運営されていくのだそうだ。そのほうがいいよ、と思った。

がん教育のサポートなんてのは、数人の腫瘍内科医たちの善意と尽力でどうにかするような案件ではないからだ。もっと大きなチームでしっかり背負わなければいけない。

人いきれでメガネがくもるほど人が集まった会はお開きとなった。この会はもちろん勤務時間外に開催されている。**参加者はみな、家に帰りたい患者を家に帰すために、自分たちは帰らないで勉強している。**

まったくご苦労なことだ。どうかしている。ぼくは帰らせてもらうからな。

……というわけで病院に帰った。

検査室の技師たちがまだ幾人か残っていた。

ケラケラ楽しそうに笑いながら、新しいカメラの話をしている。

そういえば先ほどの腫瘍内科医は、たしかうちの病院の「写真部」だった。ときおり風景とか花火を撮りにいったりしているという。

あれだけ働いて、なおカメラをいじるヒマがあるというのは、不思議だ。ぼくが去年買ったカメラは、今年に入ってからまだ一度も稼働していないのに。労働以外にも、きちんと趣味をしていやがる腫瘍内科医のことが、ぼくは少しうらやましく思えた。

0-3 なんだかよくわからない（と思われている）医者と学会のつながり

——医者のネットワークと学会について

それにしてもきみらはなんなんだ。ぼくは検査技師たちにくってかかった。

医療人たるもの、定時になったらさっさと帰って趣味にレジャーにいそしむのがスジではないか。誰の影響か知らないが、病院にだらだら残っていてもロクなことはない。どうせ残業代だって認められないだろう。**もう夜だぞ。帰れ帰れ。**

というのをオブラートとキムワイプに包んでそれとなく聞いてみたら、人を待っているだけだという。なんだ、そうか。

同僚のひとりが少しやり残した仕事があるので、終わるまで待っているのだそうだ。三人揃ったら、これから自転車に乗って百合が原公園に向かって、そこからモエレ沼花火大会のようすを三脚に望遠レンズでじっくり撮影するのだと、楽しそうに話している。

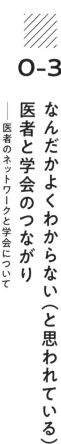

けしからん、同僚に向かってなんだその魅惑のナイトツーリング計画は！

あらためて尋ねると、3人とも写真部であった。こいつら、いつも臓器の写真だけ撮ってるかと思ったが、業務外にきちんと青春してやがる。

ぼくは思わずつぶやいた。

「きみら仕事が終わってからも一緒に遊んでんのか！　マジかよ」


今にして思えば変なセリフである。我ながら、そこは驚くところではない。

職場内に友だちがいて、何もおかしいことはない。毎日顔を合わせて、一緒につらい仕事を乗り越えているのだから、気心が知れるのは当たり前だ。

でも、ぼくはこのときびっくりしてしまった。「職場内友情」が育まれていることに、愕然としてしまった。

ぼくは職場ではうまく友だちを作れない。

職場に仲のいい人たちはいる。仕事仲間はみな気のいいやつらだ。仕事中は良好な関係が築けていると思う。

けれど、仕事が終わってから会って遊ぶような相手はいない。これは本当にぼくの良くないところだ。良くないとわかっていたからといって直せるようなものでもないけれど、とにかく、仕事と友人関係とが結びついていない。

このことがはっきりわかるのは**学会や研究会**のときだ。ぼくには、学会のときに一緒に飲み食いする人間がいない。……そうだな、次は学会の話をしよう。

ガッカイ？　何それおいしいの？

病院に行くと、たまに、「主治医は○月○日、学会出張のため不在です」とか、「○日の午後は研究会出席のため外来をお休みします」のような張り紙がされていることがある。

「学会だか研究会だか知らんけど、患者をほっぽらかして何をフラフラしているんだ」

と、お怒りの方もいらっしゃるかもしれないが、別に遊びに行っているわけではない。

「お偉方が集まって金の話とか既得権益の奪い合いをしているんでしょう？」

実際にそういう学会もあると聞くので笑うに笑えないけれど、そういうことでもない。

学会・研究会は、その名の通り、学ぶ場であり、研究する場。

我々が日常診療の中で得た知識や経験を医療者同士で分け合うための集まりである。さまざまな人々が次々に優秀なことを言う。それを聞いて勉強し、グッとくる瞬間が、ぼくはとても好きだ。

学会という場所

列席者の前でiPhoneを発表するスティーブ・ジョブズのように、自分の研究成果を発表する生命科学者たち。

まあ、ジョブズほどかっこよくはない。**肩のサイズが合っていないスーツを着て朴訥《ぼくとつ》にパソコン前に直立し、ずっと下を向きながらクリックを繰り返しているだけだ。でもそれがいい。**

彼らの、イノベーティブとしか言いようがないデータと考察を前にすると、ぼくははじめてiPhoneを目にした日以上に震えてしまう。

いつも美しい発表を聞けるとは限らない。外れの発表も山ほどある。

それでもさまざまな学会や研究会に出続けていると、年に数回は身震いするようなすばらしい発表に立ち会うことができる。

学術好奇心を存分に満たし、自分の発表や講演、病理の解説など一通りの仕事を終えると、ホテルに戻って、ひとりでビールを飲んで寝る。

朝から晩まで学術の話を聞き、臨床医たちと侃々諤々《かんかんがくがく》のディスカッションをこなすと、へとへとに疲れる。脳の体力が持たない。

会の終了と共に鈍い頭痛におそわれる。とても誰かと飲みに行くような余裕はない。だって、**遊びじゃないんだから……**。

この話をすると、「もったいない」と言われる。

「せっかく学会に行ったなら、もっと交流しないと」

「夜も楽しんでこその学会でしょう」

実は、学会や研究会というのは、多くの医療者にとっては「交流の機会」であり、「懇親の場」なのである。

「遊びではない」と書いたけれど、「遊び」みたいな側面もある。やわらかく、ゆるく参加する人たちもいっぱいいいる。

勉強だ、学術だ、新知見だと目を三角にしているほうが少数派だ。時はインターネットオブシングス全盛現代。勉強するだけならば、学会場にわざわざ向かう必要はない。自宅で論文検索をし、最新の情報にアンテナを張っていれば十分だ。それでも、いまだに医療者や研究者たちが一堂に会して学術集会をやる意義は、**「勉強そのもの」ではなく、「人が集まること」**にある。

顔を突き合わせて、同じ空気を吸って、目線を交わして笑い合い、現地のうまいものを飲み食いして、仲良くなることこそが第一義。

本会より懇親会！

懇親への反発

でもぼくは、そういう「遊び」がそもそも不得意なのである。

今でこそ、Facebook の友人たちが学会で懇親会の写真をアップロードするたびにきちんといいね！を押しているけれど、ぼくがリアルに懇親会に参加することは多くない。できれば参加したくないし、呼ばれてもうまく交じれない。

40を超えて、まともに懇親会で楽しめない自分の性格は、引け目ですらある。

これでもだいぶマシになったほうだ。昔はもっと、医療者たちの「懇親会尊重文化」になじめなかった。

かつて研究会や学会に呼ばれて講演をするたびに、いろいろと衝撃を受けた。

参加者たちが、けっこう〝ゆるい〟。

なんだか楽しそうにしている。

学会の最中、ずっとロビーでほかの病院の医療者たちと談笑してばかりいる人。まるで発表を聞いていない人。座長として壇上に上がり、開口一番、「早くも夜の宴会が楽しみになってまいりました（笑）」みたいなことを言って、会場の安い笑いを誘っている人……。

いったいなんなんだ。

遊びたいならさっさと学会場から出て行って居酒屋でもバーでもおさわりパブでも好きなところに行けばよいではないか。

貴重な休みをつぶして会に出席し、くそ真面目に勉強していたぼくは、わりとわかりやすくイライラした。管理職クラスやエース級の人たちが、学術の内容はそっちのけで飲み会のセッティングに走り回っていたりするのを、苦々しく眺めていた。

でも、今なら言える。

彼らにはちゃんと信念があった。学会に対する、やわらかくて、楽しそうな、ゆるめの付き合い方には、理由があった。

学会運営というのは大変である。

休日を投げ捨てて会に参集してくるような、自己犠牲精神に満ちあふれた出席者たちのために会場を確保し、交通を考え、宿泊先を斡旋し、学術を堪能できるようなプログラムを立て、演者を招聘する。

ぼくら医療者が、明日からの診療に役立つような学びを得るための、**舞台**を整える。

これらは医療に対する大きな貢献である。

そこに多少の遊び心があるから何だというのだ。そもそも、遊びこそは学びの母である。楽しく学べるなら、その方がいいに決まっているではないか。

ぼくは最近になってようやく、遊びと学びのさじ加減がわかってきた。

学会というのは、医療者たちが、労働への活力を得たり、学問を深めたりする場であり、気分転換をはかり、日頃の疲れを癒やす場でもある。同じ学会に所属したメンバーたちが、定期的に、あたかも盆や正月のように、懐かしい顔ぶれや同志たちと顔を合わせて「帰省トーク」に花を咲かせる場でもある。多元的な意味を持った舞台なのだ。

ぼくは相変わらず、学会の後に飲み食いするのは苦手なままだけれど、ぼくも学会を盛り上げる手伝いをしたい、と思うようになった。どうすればよいか。

講演の際に、頭にうさぎの耳をつけることになった。

極端で申し訳ないが、これがぼくの精一杯だった。

とある学会でぼくは、うさ耳をつけて、ステージでうろうろと動き回りながら、シンポジストや会場にマイクを振り、reversed-CPC と呼ばれる症例検討の司会をすることになった。

少しでも笑顔が増えるならよし。苦笑もまた笑顔。カラ元気も元気。やわらかく、楽しく、ゆるく学べばよい。

参加者の多くは会場を出たり入ったりするだろうし、夜の懇親会の話題で盛り上がるだろう。まじめにシンポジウムに参加して、症例の学問的な意義を追究したがる人は、そう多くないかもしれない。

でも、それでいい。交流のための場だ。みんなで仲良くやることが大事。ぼくもその手伝いをしようじゃないか。

……ところがその日に限って、会場には偉い人から若手までがぎっしり。学会の運営幹事たちも全員参加し、シンポジウムに没頭していた。

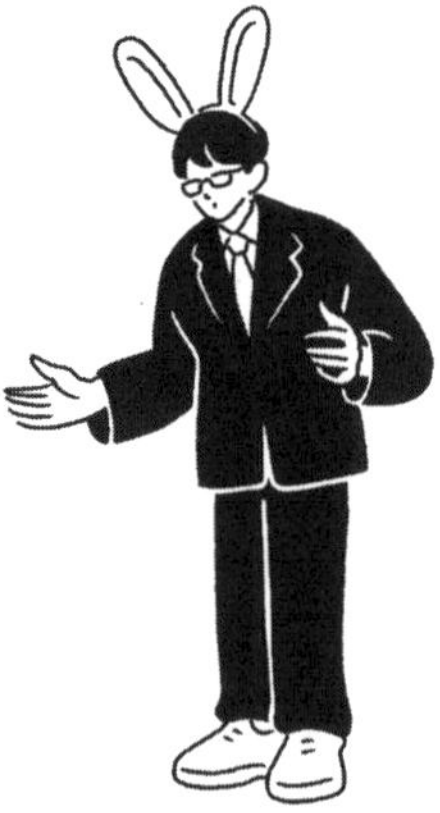

……偉い人たちがみんな、ぼくの頭上に目をやっている……。

あの幹事もあの世話人も、スクリーンと耳を熱心に眺めている。

廊下からは人がいなくなった。ぼくがおどければおどけるほど、参加者はどこまでも学術に深く突き刺さっていく。

会場からは熱意があふれていた。ぼくは少し手足が冷たくなった。脳を必死で回転させながら進行をした。ちょっと恥ずかしかった。そして、いつも以上に、おもしろかった。

その日の夜には懇親会が開催された。ぼくの住む札幌からは少し離れた場所で開催された会で、電車の都合上、あまり遅い時間まではいられない。

とりあえず会を支えてくれた重鎮たちに挨拶をした。

今日はありがとうございました。

するとひとりがにこやかに答えた。

「今日は楽しめたかな？　まじめな市原君が来るっていうから、みんなとにかくまじめにやろうと決めてたんだ。いやあ、大変だったけど、おかげで症例検討は盛り上がったね、すばらしかったなあ。**あのうさぎの耳もよかったけれど、何より症例がよかったね。**ほら見て、懇親会にもこうして、市原君に話を聞きたいっていう若手がいっぱい来てるよ。時間いっぱい、彼らと交流していってください。どうもありがとうございました」

彼らはたまたま、今日だけ、まじめだったのだろうか。

いや、違う。彼らはずっとまじめだった。

懇親会に事前観光、日本酒にウイスキー、キャバクラにスナック、それぞれ細かいバージョンの違いはあったけれども、結局そこには、**「スクラムを組んで会を作り上げ盛り上げ、若者たちに何かを残していく」**以外の目的はなかった。

今までもずっとこうだったのだろう。ぼくがそれに気づけなかっただけだ。

おそらく、ぼくが懇親会で楽しめないタイプだというのをわかった上で、「ぼくと懇親するならシンポジウムの最中だ」と決めた彼らは、ほかにやることもあったろうに、ああやって全員でシンポジウムを学術的に盛り上げてくれたのだ。むしろぼくが突然うさ耳でおどけたから、びっくりしたに違いない。

おまけに、懇親会には、ぼくに対する質問を両手に抱えた若手をたっぷりと呼び寄せてくれた。彼らはキラキラした顔をして、ぼくにおおまじめな学術の質問を、とても楽しそうに、ぶつけてきた。

ぼくは帰りの電車の中でずっと考えていた。

今まで、運営のふざけっぷりに対する怒りを隠そうともせず、大きな学会や研究会でさまざまな講師の話を聞き、発表をメモして、多くの経験を持ち帰った。

それができたのは誰のおかげだった？

「ぼくが没入する**舞台**を用意してくれていたのは誰だった？」

渾身と懇親

今は、学会や研究会で講演してくれと呼ばれると、まず「裏方」に思いを馳せる。

ゲストであるぼくにあわせて、自分たちのやり方を容易にカスタムし、参加者たちが満足できるような形を毎回死に物狂いで揃えておきながら、そのことをおくびにも出さずにゲラゲラと懇親会の予約をする、人の良い医療者たち。

なんだか、ぼくみたいな頭の固い人間のために、そこまでしてくださって、申し訳ない気分でいっぱいになる。

ぼくができることと言えば、精一杯の仕事で応えるくらいのことだ。もううさ耳はやめだ（あれはスベる）。

90分の講演にパワーポイントのスライドを300枚以上用意して、アニメーションのように動かす。インパクトの強いフォントを購入し、印象的な模式図をマウスで必死に描き上げる。とにかく圧倒的なプレゼンを用意して、医療者たちの「ぼくを呼ぶために、舞台を整えてくれた努力」に応える。

毎回同じ話をしてはいけない。全国津々浦々で講演をするたびに内容を変えなければいけない。なぜなら、コアな参加者たちは県境を越えてぼくの講演を何度も聞きにくるかもしれないからだ。

学会や研究会を開く人たちのコミュニケーション能力の高さと細やかさを目にすると、少し、つらい。

ぼくはただ講演をして知っていることをしゃべるしかない。それ以外の手段で、どうやって彼らの高度な戦略についていったらいいかわからない。

やわらかく、楽しく、ゆるく。でもふざけずに、おおまじめに、そして、人に優しく。
難しい。
大変だ。

0-4 冷たく見える医者のコミュ力について

――「勉強できる人って、コミュ力はないよね」

「学会や研究会の懇親会が苦手である」という話をすると、

「あーやっぱりね、人と交わることが苦手だから病理医やってるくらいだもんねえ。コミュニケーション苦手そう（笑）」

などと言われる。

実際、ぼくがやっている病理医という仕事は、患者と接しない仕事だ。一般的な知名度は極めて低いし、ある程度ぼくらの仕事を知っているはずの医学生ですら、「コミュニケーションがへたくそでもやっていける商売ですよね」としたり顔をする。

昔はいろいろと反論を思いついたものだが、最近はなんだかどうでもよくなってきた。もう、それでいい。たしかに、ぼくは人と交わること、すなわちコミュニケーションが苦手なほうだと思う。

ツイッターのフォロワーたちとも表面的な付き合いしかできない。毎日名前も顔もわからずアカウント名とアイコンしか見えない人間と、即時的なやりとりをしているだけ。掛け合い漫才とか連歌のようなつながりを人は楽しそうに見ているが、そこにあるのは脊髄反射によるネットミームの応酬に過ぎない。

ネットの世界だけではなくて、現実の社会においてもまったく同じである。ぶっちゃけ深く入り込みたくない。実際の会話もツイッターのように、１４０文字以内……**というか10文字以内で終わったらいいいと思う。**「いいね！」をつければ会話が終わるシステムの導入が待たれる。

そういう人間だから病理医をやっているのだろうといわれれば、そうかもしれない。

一脳内コミュニケーション担当者

ぼくのコミュニケーションは、脳内に住む「ある人格」によって担当されている。

その人格は、例えるならば、**「イベント会場の入り口でチケットをちぎるアルバイトの人」**だ。

客を相手に表面的な挨拶はするし、事務作業も得意だが、会場内でどんなことが行われているのかはちっともわかっていないし、実のところ興味もない。

この担当者は、ぼくという巨大な複雑系のごく一部分にすぎない。ぼくのことをすべてわかってしゃべっているわけではない。あくまで「コミュ担当部門のアルバイト」。イベント内部の様子をよく知らないし、外からやってきた人と「内面」について熱く語ろうなんて思ってもいない。


これは、ぼくだけだろうか。

世の中にいる、「コミュニケーションの得意な人々」の脳内には、コミュニケーション担当人格なんてものは存在しないのだろうか。

「自分のことをすべてわかりつくし、相手と気持ちを十分に通じ合わせながら、筒抜けのやりとりをしている」のだろうか。

自分のことは自分が一番よくわかる、みたいなことを平気で公言する人を見ていると、ふと、考え込んでしまう。

背中のほくろの数も知らないくせに。

腸内細菌の数も言えないくせに。

胆管が何次分枝しているのか考えてみたこともないくせに。


自分が自分のことをわかるわけがない……というのは、言いすぎだろうか。

コミュニケーションが得意だと自己紹介するタイプの人は、たいてい、自分のことを全部わかっているという口ぶりで話すけれど。

ぼくは、「そう簡単には他人とはわかりあえないし、自分のことなんて他人以上によくわからない」と思っている。やっぱりコミュニケーションは苦手かもしれないな。

ところで、世の中には、

「オレが患者と上手に会話できるから医療は成り立っているんだぞ。オレのコミュニケーション能力のおかげだぞ」

などとうそぶく臨床医が、まれにいる。

そういう「普通の医者」から、たまに言われる。「やっぱりお前はコミュニケーションに向いてないよ（笑）。病理医でよかったね」。

そんなとき、内心、思う。

そもそも医者自体が、世間からは**「医者って基本的にコミュニケーションが苦手だよね」**ととらえられているんじゃなかったっけ……と。

喫煙者と医者から感じるニオイ

たとえばぼくが角のタバコ屋でおばあちゃんに変身して、1日店番を担当してみたら、目の前にはほんとうにさまざまな人が通り過ぎるだろう。

その中の数人はタバコを買いに来る。タバコを買いに来るくらいだから、どことなくタバコ臭いだろうが、それ以外の共通点はない。いい人もいれば悪い人もいる。お調子者もいればいけ好かないやつもいる。

ただし。タバコ屋のおばあちゃんにしてみれば、どことなくタバコ臭いというだけで、第一印象はマイナス3万点だ。まして、手渡された小銭がちょっとペトペトしていた日にはマイナス5億点である。

医者というのも結局これと一緒だ。いい人もいれば悪い人もいるのはあたりまえとしても、「医者である」という時点で世の中が作り上げた幻想というものがある。どことなくニオウ。

あとで点数がプラスされるかマイナスされるかには相当な個人差があるが、初対面のときにはたいてい、「ちょっと変な人たちだよね」という先入観で見られている。

「お医者さんってのは頭がいいからなんでも知ってるけど、そのぶん、人の心がちょっとわからないんだろうね」

「勉強ができる人たちだから、仕方ないね。コミュニケーションが上手な人に当たったらラッキーだね」

ぼくがほかの医者たちに、

「コミュニケーション苦手だから病理医やってるんでしょ？」

とバカにされるとき、その医者もまた患者から

「医者というからにはコミュニケーションはちょっと苦手なんだろうね」

と俯瞰されている。


昔から勉強ばかりやってきたんでしょ。

病気の人間の気持ちなんてわかるわけがないよね。

激務だっていうけどさ、お金もらってるからいいじゃない。しょうがないじゃない。


そういうことを「平均的」に思われた上で、命を救うとか痛みをとるとかしてなんとかプラス５０００点ほどしていただいているのが、ごく「平均的」な医者だと思う。

医者だというだけでニオウのだ。油断しているとたちまちマイナス６万点くらいになる。


それでも医者は、人と関わる。自分がどう思われていようとかまわない、とにかく目の前の患者のために尽くす。

患者とわかり合おうとしても、医者はコミュニケーションが苦手だから、そう簡単にはわかり合えない。だったら一方的に患者のために尽くすしかない。

「与え続けるだけ」である。

「愛は見返りを求めずに与え続けるもの」みたいな名言。まるでパワハラのようだな。

一般人に比べて平均的にコミュニケーションが苦手だとされる医者は、愛し続けることしかできない。都合よく恋をさらっていくことなどできない。

■コミュニケーション不能ドクター

ぼくの知人にずたぼろドクターがいる。まず歩き方が特徴的だ。**異常に足が速い**。まるで移動時間はタイムロスだと信じているようだ。入院患者の元に向かい、処置室に向かい、医局でメールをうち、外来に出て、カンファレンスを持ち回り、責任者会議にも顔を出す、その間ずっと走って移動している。病院内では走らないでくださいと怒られたのだろう、最近、競歩になった。

病院内を見回すと、あちこちで競歩大会が開催されている。

競歩にいそしむ忙しそうな医者たちを見ていて気づいたことがある。

「移動時間を惜しむドクターは白衣を着ない」。基本的にスクラブスタイルだ。術衣やケーシースタイルのこともあるが、白衣は着ていない。まれに白衣を着ていても、決して白衣の前を開けて歩くことはない。

一応理由も想像してみた。**「白衣を翻して歩くと空気抵抗がかかって、競歩のスピードが下がってしまうから」**ではなかろうか。

そういうドクターたちは基本的に早口だ。早口だが、めちゃくちゃ聞こえやすい声でしゃべる。説明したいことがいっぱいあるのだろう。でも、待たせている患者もいっぱいいる。だから早口なのに聞こえやすいしゃべり方になっていく。

彼らとしゃべっていると、彼らの視線はぼくの首のあたりで止まることが多い。目をあわせるのが苦手な患者対策か。胸元をみると怒る患者対策か。おそらく両方だろう。しみついているのである。

彼らは髪型が整っていない。整髪する時間が無駄だと考えているのだろう。あるいは、プライベートそのものがすべてタイムロスだと考えているかもしれない。

しょうがないよ、一般人よりもコミュニケーションが苦手な医者は、患者のために多くの時間を割かなければいけない。だったら、自分をかえりみているヒマなんかない。

彼らは忙しすぎて、病気になったりケガをしたりする。激務の末に緊張性気胸で死にかけた医者がいた。睡眠不足で自宅に帰る途中に地下鉄の階段をすべて踏み外した医者がいた。ＩＣＵ勤務中に尿管結石を発症して、「しまったなあ、結石破砕室で発症するべきだったなあ」と発言した泌尿器科医がいた。**おだいじにオブザイヤー受賞である。**

人の心などわかるわけがない、と信じて疑わないぼくも、さらには多くの医者たちも、どことなく、コミュニケーションはへたくそだ。

でも、「人の心がわからない人は医者をやってはだめだ」と言い張る人たちともコミュニケーションをとるのが、医者であろう。愛の人でなければやっていけまい。

医者は「愛ハラスメント」を求められる職種である。略すとアイハラだ。

うーん。

ブラックな上にハラスメントかあ。

やわらかくないなあ。ゆるくもないなあ。

0-5 病院と医療について、ゆるく伝える？

――医療業界をゆるく書く、とは

この本を書いてほしいという依頼がきたのは少し前のことだ。もう序章を書き終わろうかというタイミングではあるけれど、ここで依頼の文面をあらためて読み返してみる。

タイトル案：『あんがいこわくない医師の世界』
『思ったよりゆるい（？）医師のリアル』

企画概要：「ヤンデル先生」の目線から見た医師&医療現場の日常と実態を、一般読者に見せていただくエッセイの企画です。
かたい医療リアル本というよりは、医師や医療あるあるをやわらかくご執筆いただき、医療業界が身近に感じられるような本にさせていただけたらと思っております。
文章のテイストとしてはエッセイをベースとし、一般の方が知らない医療の意外な一面や病院でのお話、ご専門の病理のお話などを盛り込んでいただけたらと思っております。

……まずいなあ。依頼の方向性と、ぼくがここまで書いてきた文章が、まるでずれている。

ここまでは、「こわい医師の世界」であり、「ゆるくない医師のリアル」である。

ぼくはそもそも、「あんがいこわくない医師の世界」なんてものを書ける気がしない。

病院にいるのが好きだけど、それを正直に言うのはまずいだろう。

医療現場はブラックだ。ゆるくない。

仕事の内外で友人関係を結ぶのがこわい。

コミュニケーションの話はまったくもってゆるくない。

でもちょっと考えてみてほしい。

どこの世界に、「医療業界はこわくないよ」と書いて実際に「そうかー、医療業界はこわくないのか」と信じる人がいるというのか？

「こわくないよ」はこわい。「いたくないよ」はいたい。

「いたかったら右手を上げて」と言われて右手を上げようとしたら歯科衛生士に右手を押さえつけられたことがある。気休めの安心ほどこわいものはない。裏切られる信頼ほどいたいものはない。

いっそ、「この世界こわいよ」と書けば、「ほんとに？　実はそんなにこわくないんじゃないの？」と疑ってそっとのぞき見に来てくれる人がいるかもしれない。

……それはさすがに、無理がある理屈かなあ。書いていると自然に、こわくなってしまうだけ、かも。

━トレンドは時短とつまみぐい

世は空前のライト書籍ブームである。……というと語弊があるかな。ライトな書籍ならばなんでも売れるわけではないもんね。

けれど、ハードな本はまったく売れない。あの作家もあの編集者も嘆いている。**ゆるくない本など売れる時代ではないのだろう。**

昨今、本を取り巻く話題はけっこう暗くて、目にするたびに胸の奥にずんと重みを感じる。

ある覆面書店員が告発していた記事に、「芥川賞作家が受賞記念インタビューで何かぶっ飛んだことを言わないと、受賞作がちっとも売れない」というのがあった。せちがらい。

ぼくは本が好きでよく読む。ツイッターでも本の話題に飛びつき、買い、自分でも紹介したりする。書評誌なども定期的に読んでいる。インターネットのおかげで、自分の興味の内外にこんな本があったのかと気づく機会が増えたから、読む量も増えた。

けれども、そんなぼくも、「ハードな本」をどれだけ読んでいるかと言われてみると……。

たとえば、ぼくが最後に芥川賞の話題に触れたのは、又吉直樹のときだと思う。あれ以降、何人の芥川賞作家が生まれたんだったか？　覚えていない。もちろん買ってもいない。『苦役列車』が文庫になったら買おうかな、と思ったのは何年前のことだったか。

某書店は、Amazon の順位を見ながら仕入れを決めているという。ツイッターでちょっと話題になれば即座に「ネットで話題の！」とポップが付けられ、売り場はインスタ聖地に早変わりする。本を売る側の人が、「ネットで話題の本なら、ある程度売れる」と手応えを感じている。本を売る手段が少しずつ「ネットに親和性のあるやり方」に変貌している。

キーワードは時短とつまみぐいだ。

あらゆるSNSは時短まっしぐら。

アクセスに1秒かかったらその瞬間アプリは閉じられる。長文ツイートはまったくインプレッションが上がらない。

動画も10秒以上は見てもらえない。

書籍や文章も、この「やり方」に強く影響を受けているのではないかと思う。おそらくそうだろう。

そういえば、最近、雑誌の読み方が変わった。

スマホではさまざまな「雑誌読み放題サービス」が使える。月額数百円払うだけで、あっという間に尋常じゃない量の雑誌が手に入る。「Number」も読めるし「週刊文春」も読めるし「Ｐｅｎ」も読めるし「ベースボールマガジン」も読める。ありがたい。

ただ、契約してみて、すぐに気づいたことがあった。

スマホの読み放題サービスを使っていると、1冊の雑誌を最初から最後まで読まなくなるのだ。

目次をざっと眺め、気になったコンテンツのタイトルや好きな作家の名前があればそこに直接ジャンプして、1ページほどめくって、ひとつコンテンツを読んだら雑誌を閉じてしまい、また次の雑誌へと移っていく。**まさにつまみ食い。**

「粗選乱読」とでも言うべき雑な読み方。「通読」という言葉は、そろそろ心の古語辞典に掲載されてしまうかもしれない。

先日、美容室で髪を切ってもらっているときに、久々に紙の雑誌を渡されたので、端から端まで読んだところ、本というのはどれだけ情報量が多いのかと感動してしまった。**広**

告のページすらいとおしい。

でも、美容室から帰ってきたら、またスマホに逆戻りだ。習慣になってしまっている。

時短とつまみぐいの風潮を、書籍の編集者やデザイナー側もわかっている。ツイッターなどで人気のアカウントが書いた本はどれもこれも、コンテンツひとつひとつのページ数が異常に少ないし、見開き数ページでテイクホームメッセージまで完璧に出揃ってしまうようなデザインばかり。

かつて、芸能人やプロスポーツ選手が出していた本と似ている。

ぼく自身、ツイッターという「140文字の川柳文化」に浸って久しいが、まさか自分がこんなに「ひとつの話題を超短時間で消費してまた次の話題へ飛び移っていくタイプ」の人間になるとは思わなかった。読み放題サービスにあっという間に適応してしまった自分自身に驚いた。

40代男性ですらこれだ。となると、10代、20代の人間は、ぼくよりもはるかに情報のインアウト方式が柔軟で、高速なのだろう。広範囲の情報を鋭く読みあさることに長けているに違いない。

時代の要請を敏感に察知して、本の作り方を考えるのが書籍編集者。

そんな編集者がぼくに、

「かたい医療リアル本というよりは、医師や医療あるあるをやわらかくご執筆いただき、医療業界が身近に感じられるような本」

を依頼してきたのも、そういう流れを受けてのことだろう。

理解はしている。できれば依頼には正しく応えたい。


でも。

「医療をやわらかく執筆」というのは難しいんだ。

リーダビリティが高くサクサク読める、「業界あるある本」を書けばよいのかもしれない。

そういうウェブ記事を目にすることはある。

しかし、いざキーボードの前に座って書こうとすると、書けない。

「やわらかく執筆」。

「やわらかく執筆」。

原稿用紙にやわらかく万年筆をのせていく水墨画家のような執筆スタイルを思い浮かべる。

でもなあ、きょうび、万年筆に原稿用紙で作品を手掛ける作家など、ぼくは浅生鴨さんくらいしか知らない。キータッチで書いてるんだから、執筆じゃなくて、執打鍵か。

「やわらかく執打鍵」。

試しに、**やわらかなソフトトっタッチ**でキーを打ってみる……ほらみろ、「ソフトタッチ」すらまともに入力できなかった。先が思いやられる。

医療者に「ゆるく、やわらかい本を書け」ということ自体、そもそもムリがあるのではないか。

だってぼくらは日々、エビデンスを食って生きているんだ。

サイエンスを離れて「ゆるく」あることなんてできない。そんなことをしたら、自分の存在意義の根本がガラガラと崩れて活動不能に陥ってしまうんだ。「フランシーヌなど己に何の関係もない」と言った瞬間に体がバラバラになったドットーレを思い出す（『からくりサーカス』／藤田和日郎）。

ぼくらはサイエンスに忠誠を誓っている。

話が順序だっていないとイライラする。

起承転結でも序破急でもなんでもいい、理路整然としていないと心が泡立つ。

硬質で実直な文章を書いてこその医療者。でもなあ……。

一本屋に積み上がる医療本

そもそも、やわらかく執筆された医療本というのはなんだ？　これは深刻な問いである。

そこでぼくは書店に出かけて、医療関連書籍の棚をちらちらと探ってみることにした。

まあ今のくだりはぶっちゃけウソで、実際には『かしましめし』の新刊を手に入れるために近隣の書店に足を運んだだけである。もののついでに本棚を眺めればネタになるかもなと思ったのは本当だけれど。

『かしましめし』の新刊を手にとってホクホク顔で書店を歩く。普段あまり近寄らない棚も含めて、ぶらぶらと眺めて回る。

この日歩いた書店は、映画化された作品やドラマ化された作品の原作本、あるいはノベルティのコーナーに力を入れていた。

テレビと親和性の高い人々がこの棚の前にくることで、あれもこれもとまとめ買いできるようになっている。


書店というのは、単にあいうえお順に本を並べている場所ではない。

客の動線を意識して、客がどういう本を好むかを計算して、似たような場所に似たようなジャンルの本をまとめて陳列している。

Amazon で本を買うと「この本を買った方はこんな本も買っています」みたいなサジェストが出てくるけれど、よく考えてみれば、ネットが本を売るよりはるかに昔から、書店は同じことを人力でコツコツやっていたのだ。

さて、医療本というのはだいたいどのあたりの棚にまとめられているだろうか。

どのような客を想定し、どういう動線の中に関連づけられて置かれているだろうか。

探すまでもなかった、**医療本はなんと書店の入り口付近にまとめて積んであった。**動線がどうとかいうレベルではない。医療本は本屋にやってくる人全員に興味を持ってもらえるものだと、少なくとも書店の側は信じている。ぼくは少々驚いた。

実際に並んでいた医療本の正式なタイトルを書くと殴られそうなので、ぼくが今てきとうに考えた名前を列挙する。そのものずばりの書名ではない。

でも、だいたいの雰囲気はつかめるだろうと思う。例えるならば昔のファミスタで巨人軍の選手たちが「みもだ」「おかたき」「しのつた」「はり」「る」だったのと同じだ。

「医者いらずの食事」
「キノコで寿命が延びる」
「新型ヨガで体内浄化」

まあだいたいこんな感じ。

うすうす知ってはいたけれど、あらためて目にしてみると、なかなかひどい。医療者であればおそらく全員が、**「なぜそんなものを信じるんだ……」**と眼前暗黒感を覚えるような本ばかりだ。

本屋の入り口の一番いいスペースに、これらの本が堂々と、「医療本」として腰を据えてこちらを睥睨《へいげい》している。

これが売れるのか。

これが時代の要請にあっているのか。

手に取って中身を読んでみた。

文字がでかい。章ごとの小見出しを拾い読みするだけで本文の内容がだいたいわかる。とにかく抜群にリーダビリティがいい。

数ページ進むごとに「まとめ」が置いてある。親切極まりない。

紙質がすべすべで、触っていておもしろい。高そうな紙を使っている。

監修している医学博士の笑顔が不自然だ。こんなにやわらかく笑える医者がこの世の中に存在するのだろうか？　……**医学博士とは書いてあるが医者とは書いてないから、医者ではないのかもしれない（そういうことはある）**。

「医者いらずの食事」には何が書いてあるだろう。どこのスーパーでも手に入るような、ある食材をチェックすればよいと書いてあった。そうすれば万病が防げる……とは書いてない。とにかく体にいい……とも書いてない。書いてあるのは、「何かいいことがありそうだ」という、やわらかくて楽しそうでゆるい幸福感。

読んでいるぼくのほうまで、根拠もなく幸せな気分になった。

なんだ、この幸福以外全部沈没みたいな文体。

書いてあることにはなんら医学的な根拠もない。それなのに、読み手を幸せにするタイプの本。時短にかける尋常ではない気づかい。栄養価ゼロの美味なつまみぐい。

ぼくはこれらの本と肩を並べるような「やわらかい本」を書かなければならなかったらしい。

あらためて、自分の書いた序章を読み返す。……だめだ。どこをどう読んでも、店頭のお手軽医療本にはかなわない。

ぼくにはゆるくなんて書けない。どうやったら伝えられるだろう。どうやったら多少なりとも医療のかたちを正直に伝えることができるだろう。

編集者氏にここまでの原稿を送り、悩みを吐露した。すると、氏からは、**「序章はこれ**

でいいです。第1章から第4章までのサブタイトルを送りますので参考にしてください」

というメールがきた。

なるほど、ここからは、編集者氏がつけたタイトルに従えばいいのか。なんとありがたい。持つべきものは敏腕編集者だ。

ぼくは喜び勇んでメールの添付ファイルを開いた。

第1章

“病院”のホント

1-1 医療ドラマとリアルの違い、とは？

「受注体質」という言葉をぼくが最初に知ったのは、作家の浅生鴨氏が書いたエッセイもしくはブログ記事だったと思う（『どこでもない場所』は無二の名作です）。

序章でも万年筆のくだりで登場させた浅生鴨氏のことを、ぼくはかなり尊敬しているので、おそらく本書ではあと55回くらい登場するのではないかと思うが、その鴨がときおり自称する言葉が「受注体質」である。

つまりは、自分から何かを生み出すタイプではなく、誰かが発注した仕事を受けて、オファーにあわせてよいものを作るほうが得意だ、ということだろう。あれだけの名文を次々と生み出しておいてよく言うぜ、と思わなくもないのだが、正直に言うとその感覚はとてもよく理解できる。

なぜなら、ぼくも完全に受注体質だからだ。

今まで、何人かの編集者と話をしてきて、あるいは仕事をして、わかった。ぼくは、たとえば落語でいう「三題噺」のように、お題をいくつか指定してもらって何かを書くほうがラクである。好きに書いてくれと言われると、かえって困って、うろうろ迷う。

自分の心の中に「これを世の中に残したい」という強い動機や信念みたいなものがないあるのかもしれないが、普段はそこを言語化していない。

だから、ふわっと「やわらかく医療の話を書け」といわれても、前章で書いたように「やわらかい執筆とは何か」みたいな言葉尻に囚われて本筋を見失ってしまう。

もう少し「狭い」お題を頂いたほうが、きっと、結論のはっきりした文章をまっすぐ書ける。

だから。

送られてきたメールを見て、ぼくは喜んだ。そのメールには、「第1章以降にぼくが書くべきお題」がすべて書いてあったからだ。発注が来たということになる。

やった、これなら書ける。ひとつのお題につき5000字書けば本ができる。ミニコラムをあと20個書けばいい。なんてラクな仕事なのだろう。ぼくは笑顔になった。

そしてぼくは今、能面のような顔をしている。

添付ファイルを開いたあとから、ずっと女面・増女《ぞうおんな》（金春宗家伝来、東京国立博物館蔵、重要文化財）のような顔をしている。最初のお題はこうだった。

「医療ドラマとリアルの違い」

そんなの知らないよ。

だって、医療ドラマ見てないんだもの。

お題20個はことごとくこのノリだった。

20個のお題それぞれについて、「わかりやすく、ゆるく、読んだ人たちが医療の世界を時短でつまみぐいできるように」書く。つまりはこれが、ぼくに対する「発注項目」ということになる。

頭を抱えた。

そもそも編集者氏は、ぼくが書いた序章の内容をほんとうに読んだのか？　まるで方向性が違うじゃないか。

ぼくは序章の2万5000字で、「やわらかくは書けません。」「ゆるくは書けません。」と、繰り返し内情を告白したつもりだった。

だったら今後書くべきお題も、**「病院に過ごしているうちに正常と異常の違いがよくわからなくなってきた。」**とか、**「患者によって医者の心が変わるとき、それは医者に対する治療と呼んで差し支えないものだろうか。」**みたいな、重厚でしちめんどうくさい内容にしてほしかった。その方が絶対ぼくに向いているだろう。

でもやってきたのはこのお題だ。


「医療ドラマとリアルの違い」


なんだよ、このふにゃふにゃしたタイトルは。やめてくれよ。

書店でこの本を手に取った人が見たら、どう思うか。

「おっ、おもしろそう。そういうのが読みたかったんだよ！」

と盛り上がってくれるだろうな……。

うん、編集者が正しい。わかってはいる。

ところで普通こういう本って、雑誌とかウェブで連載して、長い時間をかけて記事をストックしてから最後に書籍にまとめるんだと思っていた。だからこそ、25個の短いコラムに分割されているのだと思っていた。

でも今ぼくが書いている本は書き下ろしだ。書き下ろしだから別にそこまで細かく分割しなくてもよいはずなのに、こんなに細かく分けてしまうんだな。今さらだけれどぼくは驚く。

そうか、「つまみぐい」しやすいようにしてるんだ。観光地で買うおみやげがすべて個別包装してあって、職場で配りやすいのと似ているなあと思った。

「医療ドラマとリアルの違い」。

このお題は、たまにツイッターで、医療者のアカウント（通称医療者クラスタ、略して医クラ）が楽しそうに取り扱っているのを目にする。

「ドクターX」とか「コード・ブルー」のようなポップな医療ドラマが放送されるたびに、医療者目線で「あのシーンはおかしい」「現実とまるで違う」などと、医学考証で盛り上がって、リツイートされて、世間の話題や失笑を集めている。

そういう話をぼくも書けばいいのだろうか。

「踊る大捜査線」を見た現職の刑事が「和久さんなんていねぇよ！」とジョッキを勢いよくテーブルに叩きつけて泣いていた（実話）、みたいなノリで書けばいいのだろうか。

ぼくら医療者は、刑事モノや弁護士モノ、会社社長モノ、あるいはイケメンと美女がウフフウフフってなる話、どの専門家でもない。だから、世の中のドラマでどれくらい真実が語られているのかをわからない。

ドラマは現実とは切り離して楽しんだもの勝ちではないか、と思わなくもない。

昔、織田裕二が『正義は勝つ』というドラマの中で、証拠品として「自分が他人の筆跡を真似して書いた文章」を提出し、「ほら、筆跡なんて誰でも真似できるんだから、本人であるという証拠になんかならないですよ」とクールに決めていたが、あれを見た現職の弁護士がどれくらい失笑したのかをまったく知らないままに、17歳のぼくはそのドラマを楽しく見た。

昔、織田裕二が『お金がない！』というドラマの中で勤めていた会社の社長（石橋凌）が、社長室の椅子の裏に隠した花瓶に小銭をためているというシーンがあったが、あれを見た現職の社長秘書が「そんなの社長室の美観を損なうからやるわけないじゃん」と高笑いしていたことを知らないままに、16歳のぼくはそのドラマを楽しくover the trouble した。

昔、織田裕二が『振り返れば奴がいる』というドラマの中で、石黒賢に殴りつけるような心臓マッサージを施していたが、それを見た現職の医師が「どれだけ動揺してもあのマッサージはないよね」とつぶやいたことなどまったく知らないままに、15歳のぼくはそのドラマを楽しくYah-Yah-Yah した。

ぼくが織田裕二の主演ドラマに直撃している世代だという情報しか頭に入らなかったかもしれないが、話は織田裕二に留まらない。

ぼくは戦国時代に生きていたことがないから、侍が夜に本を読む部屋の暗さがほんとうはどれくらいなのかを知らない。

日本刀なんて2人も斬ったらなまくらだから時代劇みたいな連続の殺陣《たて》はうそっぱちだ、という有名な都市伝説こそが本当はウソである（実際にはうまくやると数十人くらいなら斬れる）ということを知らない。

宇宙世紀に生きたことがないから、ビームライフルが直撃したモビルスーツが宇宙空間に爆音を響かせて砕け散ってもおかしいと思わない。

ミスター・スポックが本当はそれほど論理的ではないということを知らない。

唯一知っているのが医療界で、医学ネタにだけは反応できる。

でもそれはやるべきことなのか？

ドラマにいちいちツッコむのも無粋な気がする。

まあ、あきらかに間違った医療知識をテレビみたいに影響力のある媒体で広めてはいかん、と怒っている人たちの気分も、わからなくはないけれども。

ドラマの医者は美しすぎる

そういう人に限って、医学考証とは関係ない部分でドラマに怒っていたりするから、あまりまじめに話を聞く気にならない。

たとえばよく目にするのは、**「現場にあんなにかわいい研修医はいない」**とか**「あんなにかっこいい上級医はいない」**というセリフだ。このツッコミ、見飽きた。言ってて虚しくならないのだろうか。

そりゃ新垣結衣が出てりゃどんなドラマであっても言えることではないか。あんなにかわいい仲居さんはいない。あんなにかわいい大学生はいない。ぜんぶ一緒だ。

アレンジバージョンとしてよく聞くのが、「当直明けにあんな整った髪型してねぇよ」「もっとすっぴんでブサイクだよ」みたいなヤボなツッコミだ。

これについては、ドラマ制作側からも反論があるらしい。ある俳優がメディアでしゃべっていた話だが、「当直明けの医師はもっと髪型がボサボサなはずだ」という指摘を受けて、続編で髪型をボサボサにしてみたけれど、それでも「当直明けの医師はもっと髪型がボサボサなはずだ」という指摘がやまなかったのだという。

つまり、素材がイケメンである限り、ボサボサな髪型にしても単なる無造作アシメヘアスタイルにしか見えず、医師っぽくならない、ということらしい。

イケメンはブサイクを再現することができない。悲しい現実である。

細かい医学考証をぶちかまして、ドラマで扱う疾患は実際にはあのような転帰を辿らないぞと、鬼の首をとったように指摘するのも、なかなか厳しい。

『映画ドラえもん　のび太の日本誕生』の巻末に、「実際にはこういう歴史じゃなかったみたいだね」みたいな、よくわからない追加コメントが掲載されているのを見つけたときには思わずのけぞってしまった。マンガにそこまでツッコんでるやつはいったいなんなんだ。

おまけに、「医療者だけど医学考証が中途半端なままドラマにツッコんでいる例」もたまに目にする。

病理医を扱ったマンガ『フラジャイル』には非常に優秀な病理医や特徴的なキャラクタが数多く登場するのだが、これを読んで、「あんな病理医いねぇよ」と医者がツッコんでいることがある。いわく、「あそこまで臨床情報に詳しい病理医なんてフィクションだけの世界だよ」、とか、「検査技師ひとりで運営されている市中病院病理なんてねぇよ」とか、「布施美玖が天使すぎる」など。

これらはどれも的外れなツッコミだ。

まあ、臨床医がフラジャイルを見てツッコミたくなるのはしょうがないところもある。病理医の世界は、一般の人々はおろか、同じ医療者からもあまりよく知られていないからだ。

でも、当の病理医の口から「フラジャイルはありえない（笑）」などというセリフが出てくると非常に不思議に思う。

マンガ・フラジャイルの主人公、岸京一郎を彷彿とさせるような、優秀すぎる病理医は実際に存在する。病理の知識はもちろんだが、画像検査も血液検査も知り尽くしており、診断も治療にも詳しい本物の博覧強記というのが、病理医の中には確かにいる。

岸京一郎は確実に「トップクラス」ではあり、あれを超えるほどの病理医というのは世の中にはそういない気はするが、同クラスの病理医は幾人かいる。フィクションだが現実感がないわけではない。

検査技師ひとりで運営されている市中病院の病理検査室も実際にある。

布施美玖ほどかわいくはないかもしれないが、最近の医学生というのはおしなべて優秀である。指導医が医学生に偉そうに何事か教えていたら、氷の刃のような鋭い反論でやりかえされて、指導医がタジタジとなるなんてこともしばしば起こる。

だいたい、**新垣結衣が契約偽装結婚してくれるなどというファンタジーを許容できる日本人**ならば、布施美玖のような医学生が存在するというファンタジーくらいは許容してもいいはずだ。

ぼくは、ドラマはドラマとして楽しく見ればいいじゃないか、リアルとの細かい違いを指摘するなんてヤボですぜ、という立場だ。

でも、あるとき、非医療者の友人に、医療ドラマを見た感想としてこのようなことを言われた。

「ドラマでさぁ、医者が、独り言をつぶやくじゃん。あれ現実感ないよねー。実際にあんなふうに考えてることをブツブツ口に出しながら病気のこと考えてたら変態だと思う」

ぼくは絶句した。これは明確に間違いだ。だって、医者はめちゃくちゃ独り言をつぶやく。それを変態だと思うのだとしたら誠に申し訳ない。その通りなのだ。医者はブツブツ口に出しながら病気のことを考える変態である。

普通の人には現実離れして見える、ドラマゆえのお作法。

主人公自身にそのときの感情や思考内容を吐露させる、芝居がかった独白。

これを、一部の医者はものすごくやる。

あなたは外来で見たことがないだろうか？　こちらにわからない専門用語をブツブツとしゃべり始めたドクターを。ぼくもカンファレンスでよく目にするのだ。考えていることがそのまま口からダダ漏れになっている研修医を。知人の病理医は顕微鏡をみている間中ずっとしゃべっている（うるさい）。

つまりぼくが医療ドラマで一番「リアル」だと思っているのは、医師たちの「独り言シーン」だということになる。

なんなんだろう、ドラマとリアルの違いを書けと言われたのに共通点を書いてしまった。

こんなお題をあと19個も書けってことか？

ぼくは暗い気分になった。こんな仕事受けなければよかったと、「この項目を書いているときのぼく」は本心で思っていた。

けれども、編集者氏から届いたお題をひとつずつ、順番にこねくり回しているうちに、ぼくは少しずつ変わっていくことになる。

1-2 「病院での常識」but「病院外での非常識」

タイトルが絶妙にダサくていい。**「but」がいい**。このお題は望むところだ。ぼくはこのことをずっと書きたかった。2つめのお題には安心して取り組める。

ぼくは比較的たくさんの人に、「変人と呼んでいじっていい人間」だと思われている。**まあ名前も顔も所属先もさらしてツイッターを毎日やっている病理医、という時点で変人ビンゴはもう1列揃っているようなものだ。**自称「病理医ヤンデルさん」なのだから言い訳もできない。ぼくを変人と呼ばずして誰を呼ぶのか。

けっこうみんな気軽にぼくを変人扱いする。おせっかいなことに、直接声をかけて言ってくれる。

日常会話の中でも、そこそこ高確率で、

「病院の中って、普通の世界と常識がだいぶずれてるよね」

みたいな話題をふられるし、さらにはもう少し辛辣に、

「お前の常識は普通の人にとっては非常識なんだからな!」

と怒られることもある。

ぼく個人が非常識なのはしょうがない。謝るしかない。

けれども、怒られている対象がぼくに留まらず、

「ほんとに医者は世間の常識が通用しないな」


みたいに、医療者全体が叩かれはじめると、おっ、待ってくれ、という気持ちになる。

叩きたい相手はぼくだけじゃないのか。医者全体を責めてしまっていいのか。

……大歓迎だ。医者みんな道連れである。わぁい。

一 医療者は金遣いが荒い?

病院の中と外で常識が一番ずれていると思われがちなことはなんだろう。

金銭感覚かな。

やはりこれだろう。お金についていじられることはとても多い。

医者といえば高給をとる職業だというイメージが先行する。そのためか、何か買い物をすると「さすが医者だなあ（笑）」などと言われる。このとき、不思議なことに、買うものが高くても安くてもこのように言われる。

先日、選び抜いた末にノートパソコンを1台買った。するとすかさず、「おっ、さすが医者。パソコンなんて高いものをあっさり買うね」と言われた。

わからないでもないが、パソコンという必需品を買うことに対して「さすが医者」という言葉を使う必要はないと思う。でも世の人々はとにかく「さすが医者」と言いたいらしい。

ローソンでお菓子を買うついでに、ちょっとした遊び心でポケモンのカードをひとたば買って「さすが医者、躊躇なく買うね」と言われたときには笑ってしまった。ポケモンカードだぞ。150円（税抜き）だぞ。言いたいだけじゃないか。

バーでカクテルを飲みました、と言うと、「さすが医者」。

白いスニーカーを買いました、と言うと、「さすが医者」。

何がさすがなのかさっぱりわからない。

何を買っても「金銭感覚がおかしい」と言われる。40を超えた中年がハレの飲食で飲み物に1000円出すと非常識。仕事で使うわけでもない靴に7800円出すことも非常識。

「いいねえ、稼いでいる人は、湯水のようにお金が使えるもんね」。

口角をゆがめて指をさす人は、たいていぼくより高い服を着ているが、それを指摘しようものなら、ボコボコに殴り返される。

「この服を買うのにどれだけガマンしてると思ってるんだ」

いやぼくももちろん買い物は計画してるんですけれどね。

「お前みたいにそんな高い飲み食いして趣味に金使えるほど余裕ないんだ」

でもあなたの方がいい服着てると思うんですけれどね。

このやりとり、絶対にぼくらは勝てない。だって、世間の常識が記された石板に、**「医者の金銭感覚は狂っている」**としっかり彫られているからだ。

医者だけではないかもしれない。聞くところによると、「病院で働く人たちの金銭感覚は全体的に狂っている」という一般常識もあるようで、なかなか難儀なことである。

知人の看護師が飲み会をすると、「さすが看護師、金遣いが荒い」などと揶揄されるという。

「看護師ってさあ、夜勤と日勤で暮らしが不規則になって、なかなか遊べないから、たまに遊ぶときにハデにお金を使うんだよねー」

みたいな風評。なんなんだ。そんなこと言ったら夜中働いてる人はみんな金遣いが荒いという理屈になるはずだ。かわいそうに。

この話は思った以上に根が深い。なにげなくツイッターやブログなどを見ていると、というの医療者自身が「医者は金銭感覚がおかしいからさ」とか「看護師はバーッと金使うからね」と「自称」している場合もあるから、話は複雑である。

金銭感覚なんて職業によらず人それぞれ。たまたま金遣いが荒い医療者がいることがあるというだけの話かと思うのだが、自称する人たちは何かそれを言うことで欲求みたいなものが満たされるのかな。

「常識」などというものの本質が少し見えてくる。

誰一人として同じ人間はいない。みんな固有の歴史を抱えている。好きなものも嫌いなものも違う。ほんとうは同じところを探すほうが大変なはずだ。

でも、あまりに自分と違う個体とコミュニケーションするのは大変だから、人は無意識に、自分と似ている個体同士で群れたがるし、自分とちょっと違うところを見つけた相手のことを除外したくなる。

これはたぶん本能的なものだ。背丈や鼻の高さ、目の色、用いる言葉が違う人に会うと一瞬ギョッとしてしまうのは、もうしょうがない。

けれども、人間は本能の上に知性という服を着ている。かしこさと優しさによって違いを理解して、「一瞬ギョッとしたけど、それだけだね」とわかって、一緒にやっていく。色とりどりの社会をみんなで組み上げていける。

うっかり油断して考えることをやめると、知性という服の中から本能が顔を出して、違うところ探しゲームをはじめることがある。俺たちはみんな同じなのに、お前はなぜ違うのだ？　**俺たちが持っているものこそが常識だ。すなわちお前は非常識だ。**

ばかげている。考え続けてこその人間なのに。

このばかげたやりとりに、病院の人間たちはわりとしょっちゅう巻き込まれているように思う。

医者は外車に乗れという風潮

7、8年ほど前にぼくは軽自動車に乗っていた。
中古の四駆だ。

札幌は起伏が少なく、基本的には走りやすい土地だから、北国にしては軽自動車の台数はまあまあ多い。中古車もよく出回る。ぼくは手頃な値段で軽自動車を手に入れた。

ただ、その選び方がおかしいとみんなに笑われた。

札幌の積雪はそこそこ深刻なので、二駆の軽自動車だと幹線道路以外の細い道ではちょっと苦労する。

二駆と四駆では雪道の制動性がまるで違う。おまけに、ぼくはときおり空港まで行くために高速道路を使用する。冬期の高速道路を二駆の軽で走るのはかなり緊張する。できれば四駆がいいな、と思った。

中古車市場をざっと見回していると、やや走行距離はいっているがワンオーナーで状態の良さそうなやつを見つけた。

スズキのKeiという車で、少し車高が高めの四駆だった。

これでいいな。ぼくはホームページから販売店の住所を見つけて、直接店に行ってその車を買った。

以上のような思考の末に車を買った。ただそれだけ。なのに、**このことを人に話すと、ことごとく、「やっぱ変わってるわ」と笑われた。**

まず、医者なのに軽自動車に乗ってるとはおかしい、といわれた。

次に、軽自動車の四駆にこだわるくらいなら軽自動車じゃなくてよいのでは、といわれた。

ネットで見つけてすぐその店に行って見比べもせず買うのは気が早い、とも。

スズキのＫｅｉなんて変人の買う車だぞ、とも。

ちょっと待ってくれよ、おかしいのはぼくなのか？

医者だから高級車に乗れよ、というのがまったく理解できない。

ぼくの生活は軽自動車に向いていると判断したんだから、ぼくにとってのいい車というのはＢＭＷではなくスズキのＫｅｉだ。

北海道なんだから四駆のほうがいいかなって考えることの何がおかしい。

そういう意味のことを控えめに言うと、次にはこう言われる。

「あー、医者ってのはなんでもそうやって理詰めで判断するからなー。いいよわかったよ、お前が正しい（笑）」

脱力するしかない。

ぼくは、「変わってる、おかしい」と言われたからこそ、自分が考えた筋道を順番に説明しただけなのだが、そうやって行動に説明が伴っていることがそもそもおかしいのだ、という。

世間の人は、もっと常識的に、そこまで深く考えずに、変じゃないやり方を選ぶんだよ、と諭された。じっくり考えることが非常識だと言われているようなものだ。

こういうことは一度や二度ではない。

Ｋｅｉはよく走った。軽自動車のくせに燃費はあまり良くなかったけれど、高速走行でもさほどハンドルがばらつくこともなかった。しかし、高速道路を走っていると、後ろからやたらと煽られるのはしんどかった。

そしてあるとき、ヘッドライトが片方おかしくなった。買ったときからＫｅｉには似つかわしくないＬＥＤライトだなあと思っていたが、案の定規格外の品だったらしくて、電圧の関係で壊れてしまった。

ぼくはそのライトを修理しながら、うーん、軽自動車、やめようかなあ、と迷い始めた。いい車ではあるんだけど、ちょいちょいストレスがかかる。

おまけに職場の駐車場に停めると、同僚の医者にもこう言われた。

「医者なんだから、もうちょっといい車乗れば？（笑）」

また常識の話か。

ぼくはそういうのに疲れてしまった。

次の車検が来るタイミングで車を買い換えた。トヨタで買おうと思っていたが、近くにあったフォルクスワーゲンで展示車が格安で売りに出たのを知り、いわゆる「外車」を買うことにした。

そのフォルクスワーゲンは、本体価格としてはトヨタより安かった。ガソリンがハイオクなのが気になったが、話をよく聞くと、フォルクスワーゲンは外車の中では比較的価格帯が安めで、中古車などをうまく選べば国産車よりも安く手に入ることもあるのだという。

ここは、「常識的に国産車」を選ぶべきなのかな、と一瞬思った。けれども、悩んだ末に、フォルクスワーゲンを買った。

案の定友人たちから口々に、

「いい車買ったなあ、さすが医者」

と言われた。しかし、友人Aが乗っているのはエルグランド、友人Bが乗っているのはセレナ、友人Cが乗っているのはパジェロ、友人Dが乗っているのはアルファードである。みんな子どもがいて、旅行にキャンプにと車を使いまくるから、大型で荷物がいっぱい詰める車を選んでいる。ぼくの車はそこまで大きくない。本体価格を検索してみると、彼らの車はたとえ中古車であってもぼくのフォルクスワーゲンより平均的に高かった。

ぼくはため息をつきながら答える。

「がんばって買ったよ」

みんな笑顔で言う。

「やっぱ医者は金銭感覚が違うね」

「金銭感覚が狂ってるな」

「軽から外車に乗り換えるなんてな」
「楽しんで乗れよ」
「おめでとう」
「よかったな」

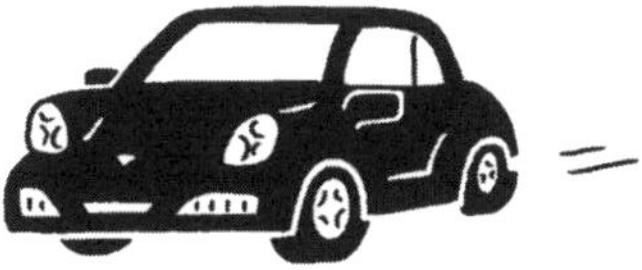

1-3 自分が病院にかかるときに見ているところ

ぼくは3つめのお題を見て納得する。

「医療ドラマとリアルの違い」、「病院での常識 but 病院外での非常識」に続いて、「自分が病院にかかるときに見ているところ」。

編集者氏の思惑を想像する。

1番目と2番目のお題に真剣に向き合って書くことで、**「病院ってのはこんなに特殊な場所なんだよ」**という雰囲気が伝わるだろう。その上で、「医療者自身が病院にかかるときに見ているところ」にとりかかる。

ぼくらは一般の人と違う視点で病院を見ているわけだから、ぼくらが病院を選ぶときに気にするポイントもまた変わってくるだろう。普段病院で働いていない人が病院の善し悪しを判断するよりも、病院のリアルに詳しくて病院独特の常識で暮らしている人の視点のほうが、役に立つだろう。

なかなか美しい流れだと思った。

でもぼくはここまでの原稿で、この文脈に抵抗してしまっている。

医療ドラマとリアルの違い？　そんなの刑事ドラマとリアル刑事の違いくらいどうでもいいことだよ。病院での常識が世間での非常識？　いっしょだよいっしょ。ていうかいちいち違いを気にすんなよ。人の数だけ常識があるんだからさ……。

今のところ作ってきた流れがこれだ。

となると、次に書くことは「病院にかかるときに見ているところですか？　みなさんと変わりませんよ」となってしまう。ううーむ。これではいくらなんでも申し訳ない。

そもそも、本書は、「病院ってどこかブラックボックスっぽいところがあるよね。中で何をやってるんだろうね。気になるなあ。あっ、いい本があるじゃないか」みたいなテンションで手に取る人が読む本のはずだ。

なのに、ここまでの間、**「変わんねぇよ」「いっしょだよ」**と言い続けてきたのだから、編集者も読者も面食らったであろう。

もう少し、手に取る人のことを考えて、世間一般に思われている認識と現実とのずれを巧みに突きながら、小粒だけど美しいパラダイムシフトをまぶして売れそうな本に仕立て上げる、みたいなことをしたほうがいい。それなのに、真っ正面から思ったことを書いているだけ。あまり頭のいい書き方ではない。

ここまで、来た球を打ち返す形式で書いてきたが、書物1冊を統合するような強い柱のようなものがまだ見えてこない。お題に答え続けた先にどこに着地するのか、おぼろげなイメージしかなく、今のところ、なんとも言えない。

その場所は、もしかすると編集者氏が最初に依頼してイメージしていた場所とはずれているのではないか、という気もする。

まだ会ったことがない、おそらくは人の良さそうな、編集者氏。

あまりいじわるをするものではない。

でもウソは書けない。

ーしいて言えば

自分が病院にかかるとき見ているところ。

それは、「人」だろう。

ぼくと同じ「人」が働いて、ぼくという「人」に、商売で何かを施してくれる。基本はお金を払ってやってもらうサービスではあるけれど、そこに「人」ゆえの情がちょろちょろまぎれこむ。

患者にはいろいろ事情があり、考えるところがあって悩むものがあって、決意と不安を秘めて病院に通う。病院側に勤めている人にも、同じようにさまざまな事情があり、考え、悩みながら、決意をにじませ不安を隠して働いている。

人と人が作用し合う場所が病院だ。それを知った上で病院を選ぶ。患者だけが人で医療者が無機物というわけではない。見るべきはモノではない。人。

世の人々を眺めていると、「名医100選」とか「行列の絶えない病院」とか、まるで医療を温泉とか観光名所のようなくくりで評価していると感じることがある。

そのランキングは、果たして、医療者をきちんと「人」として扱った上で作ったものか？

医療サービスをモノ扱いしていないか？

人が人に対して施すものだという視点を、失っていないか？

あなたはものを選ぶとき、何を基準にして選んでいるだろう。かかるお金か。実際に自分が得られるサービスの質か。それとも、人の良さか。

ぼくはすべてだ。すべてを基準にしたい。

その上で、「病院を選ぶとき」に限っていえば、「人の良さ」を判断基準の一番上に置く。

いや、命がかかってるんだから、人の良さよりも医療技術の質だろう……と言いたい人は多いと思う。でもぼくは、一般的に言われている医療の質、あるいは医者の腕については、ほとんど判断基準にしない。

事実としては、医者にも医療スタッフにも、それぞれ能力に違いがある。いわゆる名医と呼ばれる人があちこちにいる一方で、あまり患者から人気のない医者もいる。

けれども、ぼくは、自分が医者だからこそ、知っていることがある。

現代医療において、「医者の差」が、決定的な「結果の差」になることは比較的まれだ。

みんなが思っているほど、名医と平凡な医者がもたらす予後には差がない。よっぽどなヤブ医者とか詐欺師は別としても。


たとえば、ぼくが病気になったとする。自分で病院を選べるほど症状に余裕があり、頭もきちんと働いている状態だとする。そこで、(A)「自らの病院の知識を総動員し、コネ的なものもすべて発動して、鼻息荒く選び出した病院」と、(B)「単に近くにある病院」とを比べて、病気の治り方が違うかというと、ほとんど変わらない。**断言してもいい。**

理由ははっきりしている。

現代の医療が、原則、エビデンスに基づいているからだ。

どんな症状に対しても、「こういうときはAとBという検査をやるとよい」ということが統計によって示されており、どういう治療を選ぶべきかもだいたい示されている。

ガイドラインと呼ばれる、「こう来たらこうせよ」的な、将棋や囲碁の「定跡・定石」

みたいなものが存在する。

それが「標準治療」だ。

日本語だとなんだかあまりかっこいい言葉ではない。「標準」という言葉からは「平凡」とか「松竹梅の竹」とか「吉野家の並盛」をイメージしてしまう。けれども、標準治療というのは元々英語で、標準とはスタンダードを訳したものだ。

スタンダードという言葉には「平凡」というニュアンスはあまり含まれていない。Standardとはstand（立つ）であり、hard（硬い）である。

確信をもって、これが俺たちの旗印だと、威厳を備えすっくと立って敵と対峙する、これこそがスタンダードの本来のニュアンスだ。

すなわち、標準治療というのは万全とか万端とか十全というニュアンスを帯びた、現時点で最強の治療法をいう言葉である。

医者は標準治療を行う。常識的な医者であれば、標準治療だけは外さない。だから、そこに腕の差というのが入り込む余地は年々少なくなっている。

逆にいえば、標準治療を外れるような治療をする医者は論外である。そういうやつらを見極める方法は簡単だ。

たとえば、ホームページに**「必ず治る」**と書く人たち。あるいは、ホームページに**「新しくてまだ世の中に広まっていない治療を行っています」**と書く人たち。これらは全部うそっぱちだとわかる。

患者からしたら、「必ず治る」と言ってくれる医者こそ信頼したいだろう。頼って、おまかせして、必ず自分を治してもらいたい。

けれども医療には絶対はない。真の名医というものは、「十中八九治ると思っていても、万が一治らないときに備えて万全の準備をし、その準備によって失敗を未然に防ぐことができる医者」である。「絶対治す」なんて不用意なことを言わないのが名医。「自分が絶対と思っている場所にこそ落とし穴があるかもしれない」と、慎重にすべての可能性を見直せる人こそが名医。

「絶対に」と言わない医者を選ぶことが大前提だ。

そして、「新しくてまだ世の中に広まっていない治療」をホームページに書くような医師もやめておいたほうがいい。

世の中に広まっていない標準治療というのは存在しない。

世の中に広まって、さまざまな人間がいろいろな角度から吟味して、「これならおすすめできる」と旗を立てて胸を張っている治療こそが標準治療である。ここをわざわざ外そうとする医者は信用できない。

一部の大学とかがんセンターなどで、「まだ臨床試験中の新しい治療で、副作用もはっきりわかっていないし、効果もあるのかないのかわからない、それでも今までの治療よりいい可能性がある」と、はっきりメリットとデメリットを提示した上で先進的な治療をおすすめされることはある。そういうものの中には、確かに「将来当たるかもしれない治療」が含まれている。

けれども、こういうものは非常に慎重に行うべきものだ。効くか効かないかわからないんだから。常識をもった医者であれば、まず、大々的に喧伝しようとは思わない。ホームページにでかでか書いている時点でデリカシーがないし、まったく信用できない。

そういう、あからさまな「外れの医者」を除外しておけば、あとはぶっちゃけ、腕に関しては誰であってもそこまで変わらない。

現代医学というのは、病気を扱うことに対しては、詐欺師以外のすべての医者に「いい医療」を与えている。「標準の、いい医療」だ。

だからこそ、重視すべきは医療の技術ではなく、医療者たちの人柄の良さである。

突然だが、**医療にはほんとうに理不尽なことがいっぱいある。**

絶対治ると思っていたのに、別の病気で死んでしまう人がいる。詐欺師にだまされて、本来享受できるはずだった寿命を大幅に短くされてしまってから病院に来る人。ごく低い確率でしか生じないはずの重篤な副作用が出てしまった人。

医療者は週に何度も胸を突かれ、涙をこらえなければいけない。

新しい治療に一縷《いちる》の奇跡を求めて患者に施したが、効果がなかった。非常に診断が難しい病気を前に、悩んでいる間に患者の病状が進行してしまった。患者自身には納得してもらえたが、家族が激怒した。そういうことが、多々ある。

毎日心をえぐられる。

患者は喜怒哀楽をもつ人間である。自分の病気が完全に治れば喜ぶ。しかし、自分の思うような経過をたどらなければ、怒り、悲しむ。それは当然のことだ。

しかし、それを受け止める医療者もまた人なのに、患者に対して怒り返すことはなかなか許されない。

病を憎んでも人を憎むなと言われる。けれども、患者に善人もいれば悪人もいる。ときには怒りたい。泣きたい。でもそれはできない。

同じ人として、この不均衡はもうちょっとどうにかならないのだろうかと疑問に感じる。

ぼくは医療者の精神的な負荷は大きすぎると思う。

中にいる人間だから、身内びいきをしてしまっている可能性もあるが、それにしたってぼくは実際に医療者の「身内」なのだから、そこは許してほしい。

医療者というのは患者の人生の荒波を何百も何千もひっかぶっている。それで正常な精神状態でいられるわけがない。

なのに、「いい人」というのがいる。

ぼくはそこに、なんというか……知性を感じる。

なぜこれだけきつい仕事なのに「いい人」で居続けられるのか。さまざまな患者がいるだろうに。気にくわない患者だっているだろうに。人間だもの、当たり前のことだ。それでも、なぜだろう、人柄がめちゃくちゃ良い医者というのが確かにいる。

なぜ、彼らは「さまざまな患者」に応対するという神業をこなしながら、なお「いい人」でいられるのだ？

優秀だからだ、と思う。

腕に差がないいんだったら、いい人を選べば良い。その方がうれしいからというふんわりした理由ではなく、もっと深い意味で、

「このクソブラックな医療現場にいてなおいい人で居続けられる医者は、きっと圧倒的に優秀なのだろう」

という予感を信じたいのだ。

ただ、「いい人」がいい医者だという考え方には、ふたつ注意点がある。

まず、一点。詐欺師もいい人に見えるので気をつけないといけない。**「標準治療を勧めてくる、いい人」**というのを探し出せるかどうかがポイントだ。「いい人だから標準治療じゃない治療を見つけてきてくれたのよ」というのはおかしい。それは詐欺師である。

もうひとつ注意点がある。患者にだけいい人のフリをして、看護師などほかの医療者には居丈高でイヤな医者、というのがいる。外と内で態度が違うというのは必ずしも責められるものでもないが。

それでも医者の人柄を見る際には、「内弁慶かどうか」を参考にしてしまう。医者以外のスタッフが、その医者に対してどんな顔をしているか。看護師や受付のクラークさんが医者に向かっていい表情をしているなら、その医者はほんとうにいい人なのだろうな、と思う。

ぼくは身内だから、ついそういうところを見る。

3つめのお題に対する答えは、こんなところだ。

もっと実用的な知識を書くべきだったろうか……。

あいかわらず、医療者もまた人だということを、繰り返し書くことしかできないけれど。

編集者氏の思惑はぼくをどこに転がしていくのだろうか。

次のお題はなんだろう。

1-4 殺伐とした病院内でめぐり合うほこほこエピソード

ほこほこ、かあ。

……わりとあるな。

ぼくは毎日のように病院でほっこりほこほことしている。

でも、ここで、「患者関係のエピソード」は書けない。**書いてはいけない。**

それは患者の個人情報そのものだからだ。

小児患者が我々を笑顔にしてくれた話とか、高齢の患者が逆に我々を気づかって温かい言葉をかけてくださった話とか、ネットには山ほど存在するけれど、ぼくがそういうエピソードを書くことはできない。

病院というのは特殊なところで、ある時期、ある地域にある病院で「何があった」と書けば、それをどれだけぼかして書いたとしても、即座に患者が「あっ、これは私のことだな」と気づく。

不思議なもので、たとえばぼくが作り話をして、実際にはなかったほっこりエピソードを編みだしても、一部の患者が「これは私ですね」と指摘してきたりする。

人間の思いつくほっこりエピソードなど、全国を探せばどこかでたいてい起こっている。だから該当者が偶然見つかってしまうのだろう。

そもそも、許諾もなしに患者とのエピソードを語り始めたらそれは犯罪だ（何罪かは知らないけれど）。

となると、ぼくが書ける病院内でのエピソードは自然と、患者とは関係のない、医療者同士での出来事、あるいは自分自身のみが関与した思い出ばかりということになる。

まあ、それでもいいだろう。「病院内でのほこほこエピソード」には変わるまい。

ところで、ほこほこは良いとして、このお題に対しては、気になることがある。

それは、「殺伐とした病院内で」という枕詞だ。

なぜ前提が「殺伐」なんだ。

あるいは編集者氏は、医療業界に限らず、すべての業界人に内情を語らせる際に、「殺伐とした貴職場内で」という枕詞を付けているのかもしれない。ありえることである。

医療業界に限った話ではない。

ドラマやマンガやネットで見る限り、どんな職場も、たいてい殺伐としているし、ツイッターでも愚痴ばかりが飛び交い、「ほっこりとした職場エピソード」などというものはなかなか見当たらない。

フィクションやネットを信用するならば、人間社会は根本的に殺伐としている。ナンバーガールのドラムス・アヒトイナザワは「タッチ」という曲が始まる前のコールを「殺伐！」ではじめることで有名であった。

でも本当は、これらはバイアス（偏り）であろう。

殺伐としている職場に勤めている人たちばかりがよくしゃべり、ほっこりとした職場に勤めている人たちは日常に納得しているので不満をつぶやくこともなく寡黙となる。

すると世の中には殺伐話ばかりが氾濫する。だから、世間につぶやかれている職場の話を探すと、自然とバイアスがかかる。

医療の世界も一緒である。

ドラマティックな現場だけを切り取って世間に広めると、医療現場が常に秒単位で死の恐怖と戦っているみたいなイメージになるけれど、本当はそうでもない。

ところでぼくは、ほかの医療者たちが使う資料を揃えて差し出すタイプの仕事をする。病理医というのは、患者から取り出された臓器の一部や全部を解析して、臨床家たちが使いやすいように整理して記載する職業だ。

扱っているデータや書類はまさに、「命から切り出されてきたもの」である。患者にとっては「生きるか死ぬか」のカギとなりうる貴重な一部分だ。

でも、だからと言って、これを扱うぼくが、命のキワで、常に戦闘モードで恐々と働いている必要はない。

というかそんなことではプロの仕事はできない。

分析や分類というのは、基本的に、冷静沈着に行うべきものだ。

脳内で流れる時間は、手を動かして働いている時間とは違い、いくらでも早めることができる。

そのため多くの臨床医療者に比べると、ぼくの生活はのんびりとしている。さらに言えば、できるだけほっこりしながら働いたほうが結果的によい仕事ができる気がする。

このような仕事は病理医だけの特権ではない。病院のあちこちにそういう仕事は存在している。医療者がみな段違い平行棒をビュンビュン飛ぶような暮らしを送っているわけではない。

いたくないよ。
こわくないよ。

たいていの社会人は、自分の職場が殺伐としていると、多かれ少なかれ「後ろ暗い快感」を覚えているように思う。快感ではなく不満の間違いでは、と疑問に思われる方もいるかもしれないが、ぼくの実感として、殺伐さは不満というよりもむしろ武勇伝のように語られる傾向にある。

おそらく、過去のぼくにもそういうところはあった。

かつて、今の何倍も時間的に長く勤務していたころ、自分の仕事っぷりがブラックであることを、言いふらすまではせずとも、それとなく人々に伝えたくてしょうがなかった。

帰れないことを誇りたかった。眠らないことを知らしめたかった。

でも、今のぼくはきちんと毎日7時間は寝ているし、読みたい本も読んでいる。休みの日に車に乗ってでかけたり買い物をしたり温泉に入ったりもしていて、およそブラックとはほど遠い生活をしている。

そして、今の方が昔よりはるかに多くの仕事をしている。

人生というのは複雑で測りがたく、ぼくは毎日命の仕事をしているわりにずいぶんと精神をほっこりできている。

そのことが「悪くない」と、「むしろそのほうがいいのだ」と、言えるようになるまでには、お恥ずかしいことだが、かなり時間がかかった。「ほっこり働いてますよ」と堂々と言えるようになったのは、あるいはぼくが中年になった証なのかもしれない。

身近なほっこり

病理検査室の入り口には大きなホワイトボードが置いてある。

病理技師のひとりがかわいらしい挿絵をあちこちに描いている。病理学会が開催された日には、「病理学会」という文字の周りにうさぎや犬などがかわいらしくアレンジして添えられていたし、ぼくがモンゴルに出張したときには羊のイラストの中に「モンゴル！」とびっくりマークが踊るかわいいイラストが描かれていた。

ぼくらはそれを毎日見ながら、**「あらかわいい」「まあかわいい」「キャーあざとい」**などと喜んでいたのである。

ただ、これがある日、ちょっとした問題となった。

病理検査室のホワイトボードは、場所的に、臨床医たちが臓器を置きに来るテーブルのすぐ横にある。

臓器は患者の体内から摘出されてきたもので（当たり前である）、ぼくら病理の人間によって肉眼的に観察をされ、評価をされ、どこをプレパラートにするべきかを吟味され、「病理診断」をされる日を静かに待っている。

病巣が含まれた重大な患者の一部が、ほっこりとしたホワイトボードの前に置かれていることに、抵抗感を示す者がいたらしい。

「ここは病院であり、我々の自宅ではなく職場なのだから、あまり図に乗ってホワイトボードにかわいい絵を描いてはいかんのではないか」

という、自粛を求める通達が、どこからともなく湧き上がった。

ぼくはその話を聞いて、ほんとにくだらない、どうでもいい、と思った。

ほっこり働いて何が悪い。

病院の顧客は苦しんでいる患者だから、医療者はしかめっ面で静粛に働けという心根。理解できなくはない。けれども、ここは患者が列をなす外来ではなく、患者の一部を病理学的、統計学的に取り扱う学術の場なのだ。

ぼくらは職員であると同時に学究の徒である。ボーイズがビーアンビシャスしていなくて何が病理学だというのか。

ぼくはこの「ほっこり禁止令」にやや弱めに反発した。別にいいじゃねぇか、と。でもおおっぴらには反論しなかった。さすがに矢面に立ってホワイトボードほっこり保護を叫ぶ気にもならなかったのだ。

かわいいイラストをとがめられた技師は、すこしシュンとしたようだったが、しかしめげずに、かわいらしい文字で控えめにホワイトボードを書き続けた。

そしてある日、ぼくは**「敬老の日」**が間違って**「敬労の日」**と書かれていることに気づいた。

「まあ労務をうやまわれるのは悪い気はしないよね」と笑ったところ、その技師も楽しそうに笑うのでぼくはたいそうほっこりとした。

病院で毎日命のやりとりを相手に仕事をしているからといって、四六時中、しかめた顔を晒していては、何より大切な脳がうまく回らなくなる。

脳は知性と心を宿す場所だ。

ほっこりすることは何も心にだけ好影響を与えるわけではない。心の隣人である知性もまたうまく回転するようになる。

そういったことを、すべての職員たちに懇々と説いて回るほど、ぼくも仕事に余裕があるわけではない。しかし、病院といえば生死の踊り場であるなどと、あまりに姿勢を正しすぎてシャチホコばった状態でいるのもどうかなと思ったりしている。

だから、ぼくは、これからも堂々と、ほっこり働いていくだろう。

……こんなところかな。

お題を見直す。

自分の書いたものを読み返す。
何かが見えてきた気もする。でもまだ、よくわからない。
だんだんこのやりとりが楽しくなってきた。次のお題はなんだろう。

第２章

“医者”のホント

2-1 「大学病院」と「町のお医者さん」の違い

多くの人は、大学病院と町医者の診療は違うと思っている。もちろん、ぼくもだ。ただ、ぼくが違うと思っている点は、世の人々のそれとは微妙にずれているかもしれない。そこを書いてみよう。

いいお題だな、と思った。だんだん慣れてきたのか。

大学病院は、高度に専門化された診断と治療を行うところだ。

「病名を決めること」
「病気の程度をおしはかること」
「治療をすること」

のいずれかにおいて、非常に専門的な、ときにはマニアックな手段をとらなければいけないとき、大学病院は活躍する。

「マニアック」。それが大学病院の医療の最大の特徴だと思う。

「高度に専門化された診療」というのはハイレベルという意味ではなく、マニアックという意味でとらえたほうがわかりやすい。

小さい病院のレベルが低いわけではない

胃カメラを用いて胃のがんを切り取ってくるESD（内視鏡的・粘膜下層剥離術）という技術がある。15年ほど前には、ESDは高度先進医療とされ、大学や一部の高次機能病院でしか行うことができなかった。

当時、病理に見学に来ていた医学生に、**「ESDが大学などの機関でしか行えない理由はなぜだと思う？」**と尋ねてみたところ、**「技術が市中病院で行えるレベルを超えているからだと思います」**という答えが返ってきた。

未だにそのように思っている医師もいるかもしれない。けれどぼくは、これは間違いだと思っている。

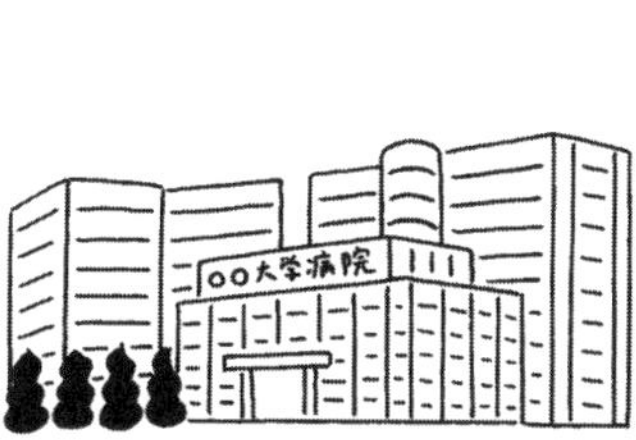

実際、今では普通に開業医がESDを行っているわけで、「市中病院で行える診療のレベル」は別に低くない。

開業医の思考力とか手先の技術レベルが、大学病院に勤めている医師のそれよりも低いということはない。

だったらなぜ、先進医療の一部は大学でしか行われないのか？

理由のひとつには**金の問題**がある。

新しい治療には新製品がつきものだ。専用の機械を新たに導入するだけで億単位である。まだ世の中に普及していない機器は、目が飛び出るほど高い。

おまけに、この先一般に普及しない可能性がある。そんな機械をホイホイ購入することは、開業医には少々荷が重いし、リスキーだ。確実に稼げるとわかってから買っても遅くはない。汎用機を待った方がよいだろう。

ほかにも理由がある。たとえば**「新しい治療は、チェックするために複数の人の目を必要とする」**ということだ。

新しい治療というのは常に「お試し」的な意味を含む。まだその治療が始まったばかりの段階では、予想もつかない副作用が出ることがある。患者に不利益を与えないためには、複数のチェックポイントを用意しなければいけない。複数の診療科による協力が望まれるので、多くの科が集まっている大学の方が何かと便利である。

したがって、一部の先進的な医療は大学などでしか行われない。

けれどもこれは、町のお医者さんの「レベルが低いから」ではない。「マニアックな対応は、大学の方が得意だから」という理由が一番しっくりくる。このことはもう少し知られてもいいのではないかと思う。

マニアックか、オーソドックスか

ぼくは、具合が悪くなったときにいきなり大学病院を受診する人たちのことを、「とりあえずマニアックなほうが優れているんだろうと判断してしまうタイプ」だと思っている。好意的に解釈するならばオタク気質だ。

ぼくはオタクに対して親和性があるので、好意的なとらえ方をした。ぼく自身もオタク気質だから、気持ちはわかる。最初から大学でマニアックな治療を試してほしいという気持ちを間違っているとは言えない。

実際、マニアックな方法が患者にぴったりハマルこともある。

でも、自分の大切な家族や友人が病院を探しているとして、最初に大学病院に行くべきだと伝えることはない。

マニアックな治療を最初に試すべきではないという考え方は、ぼくの「個人的なポリシー」である。ただしそれなりに根拠がある上で振りかざすポリシーだ。

ぼくは、まず、**「オーソドックス」**を選ぶ。

一般に広く普及している、「誰もが安心して受けられる医療」を最初に受ける。マニアックな手段はそれからでも遅くはない。

最もオーソドックスな、誰もが安心して受けられる医療。

あなたは、これが具体的に何を指すかおわかりだろうか。

標準治療？　確かにその通りだが、それ以前に、もっとオーソドックスな医療が存在する。それは、

「医療者が患者の話をじっくり聞き、一番合っている医療方針を一緒に考えてくれること」。

これこそが、あらゆる患者が最初に受けるべきオーソドックスな医療である。

拍子抜けしたろうか？

万能薬とかスーパー手術の類いが出てくるかと期待されたろうか？

ドラえもん的夢物語が達成される未来においては、医療者との会話も必要なくなるのかもしれないが、現時点、あるいは近い将来まで、ぼくらが受けられる最高の医療は常に会話からスタートする。それがぼくの考えだ。

人間の病気は科学で説明される。なぜ症状が出るのか、どういう治療を行ったらよいのかはきちんとエビデンスで示される。しかし、それらを示すことはあくまで「医学」にすぎない。

「医学」が「医療」になるためには、「医術」とでもいうべき、人間性が求められる要素

を必要とする。

そんな医術的要素のうち、もっとも基本的で、一番はじめに行われるべきこと。

「患者の訴えをきちんと聞き、背景を理解した上で、その患者にぴったりと合った現時点での最高の治療を提案すること」

患者と二人三脚で、ある治療を選べばどういう展開が予想されるか、違う治療を選べばどうなるかを考えて、しっかり詰めること。

マニアックな技術や、先進的な装置などは、あとからゆっくり検討すればよい。

無数の患者に触れ、思いをくみ取ることに長けたプロのフロントマンがもたらす、極めて人間的な**「医療面接」**。

これこそがその後の患者の運命を変えていく。

患者の話をよく聞き、訴えや裏に潜むつらさを真に理解する医師であれば、本当にマニアックな治療が必要なタイミングを決して逃さない。町の医者はそういう手順に慣れている。

マニアックな治療が必要だとわかっても、患者をいきなり大学病院に行かせて長い待合の列に並ばせるのではなく、自分の施設で必要な検査の一部を先に終わらせてから、紹介状を書いて、大学病院に行ってもらう。そうすると手間がいろいろ省ける。以上がぼくの「ポリシー」だ。

ぼくがこのように熱弁すると、中にはこういう人もいて、反発されたりもする。

「いやー、オレの体調不良は絶対に大学向きだと思う。なぜならば、オレは自分の病気をがんだと思っているからだ。がんならば大学病院にかかるのがいいだろう。町の病院でがんが治せるものかよ」

気持ちはわかる。確かに、がんの場合（種類にもよるが）、一度は大学のような大きな病院での検査や治療が必要となるケースは多い。

それでも、がんという「長く付き合わなければいけない病気」に立ち向かう上で、いきなりマニアックな診療を得意とする大学病院を選ぶよりも、まずきちんと会話をするところから始めることには、やはり大きな意味がある。

なお、前章でも書いたことをもう一度書くが、「絶対に治せます」とホームページで「一方的に断言」するような開業医はかえって危ない。あくまで大事なのは「双方向の対話」である。

患者の個別の事情と向き合う気がなく、ひたすら自分が信じる単一の概念を押しつけるような、対話ではなく説法を得意とするようなあやしいクリニックにかかってしまっては台無しだ。

ぼくは、「がんを疑っている患者」に対しても、最初は大学病院ではなく、町の医者やせいぜい中規模までの病院に行くよう勧めている。

その方が病気と長く付き合う上では有利だと思っているからだ。

大学病院と町のお医者さんの「仕事の違い」についてはだいたいこんな感じ。では、「人間性」はどうだろうか。居場所が違うとキャラクタはどれくらい変わるだろうか。

ぶっちゃけ、人それぞれだ。大学病院にいるから冷酷だ、みたいなステレオタイプが通用する時代ではない。まあそれでも、傾向として言えることはいくつかある。

まず、大学病院に長くいる人というのは**たいていストイックで、自分の生活がいかに乱れていてもあまり気にせず、研究心・向上心が高いタイプ**が多い。

基本的に大学病院の給料は低く、関連病院への転勤と大学への帰還を繰り返しているため生活の激変に何度も対応している。総じて打たれ強くないと大学に長くは勤めていられない。

これに対し、開業医は、ひと言でいうならば**野心に満ちあふれている。**経営感覚があり、商売をきちんと考えている。開業医は一国一城の主であるから当然のことだ。自分がしっかりしないと食えない。

かといって、守銭奴というイメージではない。繰り返し書いてきたように、患者と接する時間こそが開業医のキモだ。

だから、患者とよく会話しないと、商売にならない。この「フロントマンとしての側面」は、一般には見逃されがちだが、医師本人の人間性に強く影響するように思う。

開業する前よりも後のほうが全般的に人当たりがよくなっているような気もする。

開業する前には胃がんや大腸がんの診療に興味があった消化器内科の医者が、開業後、患者の悩みを手広く聞いているうちに、下痢、便秘のような「頻度が高く、とらえどころがないが、うまく付き合うと患者が楽になる病気」に対して勉

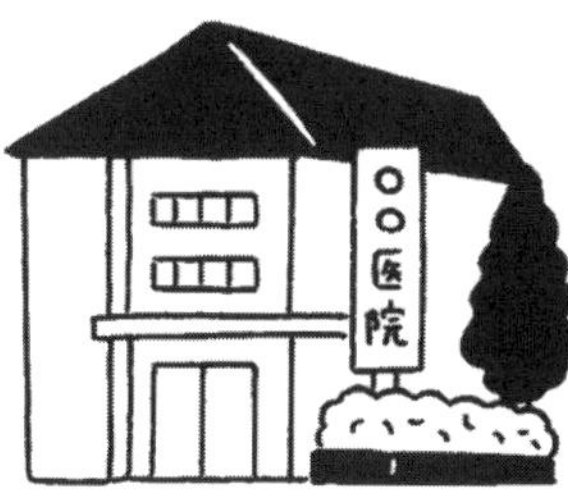

強するようになり、患者に喜ばれ、結果としてがん診療の件数も増えた、という例を知っている。「開業医ってんだからカネ稼ぎが第一なんだろ」みたいな色メガネで見てしまうのはもったいない。

町の中規模病院に勤めるドクターは、大学病院と町医者のちょうど中間くらいだ。雇われて働いているサラリーマンであり、大学病院ほど理不尽な研究目標を押しつけられておらず、開業医ほど経営に対する感覚を研ぎ澄まさなくてもよい。

それだけに、中規模病院の医師たちはこうだとタイプを決めつけることも難しい。サラリーマンってこうだよね、などと傾向を述べられるほどサラリーマンは画一的ではないのと似ている。

大学病院の医師と開業医とには共通している点もあると感じている。

それは、「相手が自分の腹の底を探ってくることになれている」というものだ。

なぜだろうな。ぼくはそう感じている。中規模病院にはそういう人間は少ないように思うのだが……。

大学で長年勤めている人と、開業して軌道に乗っている人、人生はまるで違うはずなのだけれども、どちらもなぜか、「人はまず自分の腹の奥を探りにくる」という警戒心と、ある種のあきらめが見てとれる。

どちらも人間関係において思った以上の紆余曲折を経ているのだろう。腹の探り合いに疲れた医師は、一般的にとてもいい人だ。そう見えるだけかもしれないけれど。

物事には何事も例外がある。

たとえば、すでに大学病院で長く働いた経験がある父親・母親をもつ二世、三世。彼らはキャラクタとして少し飛び抜けている。具体的には**「強キャラ感」**がある。

世間一般に言われているほど、いやなやつという感じはしない。むしろさばけていて、医師としていかに働くべきかに純粋に興味が有る。世間の目とか風聞など、よけいなことに耳を貸さないような芯の強さがある。

もうひとつ、**「山岳部出身の医者」**。ほぼ例外なく**読めない**。

大学にいても開業医のような風情を漂わせていたりするし、開業していてもどこか大学教授のような雰囲気を身に纏っていたりする。

これは完全にぼくの個人的な感想なのだが、医師という肩書きはその人間に大きな負荷をかけ、ときには人間性の大部分を「医師であること」によって塗り替えてしまう。

けれどもそこに、「山岳部出身」という肩書きが加わると、突然、人間でもなく医師でもなく、ただ「山が好きなやつ」となってしまうのである。

「ワンダーフォーゲル部」でもかまわないが、やはり強いのは「山岳部」だ。ぼくは、山岳部出身の医師だけはいつも一目置いている。理由はまだ解析しきれてはいない。

2-2 医者の世界は旧態依然？

ぼく自身は、あまり医療業界の「旧態」を知らない。まだ40代だし、目上の知り合いに医者がほとんどいないからだ。おじにひとり、小児科医がいるのだが、比較的田舎で長く働いている気立てのよい親戚といった感じで、何度か酒も一緒に飲んだものの、あまり医療業界の話題について教えてもらったことはない。

というわけで、ぼくは、遙か昔の医学部はこうだった、大学病院はすごいところだった、みたいなエピソードをあまり知らない。

と、このように書きだして、ふと気になった箇所がある。

「まだ40代だし」のところだ。

ぼくのこの、「40にもなって若いつもりでいる」というくだりは、あるいは医者の世界で一番の「旧態」かもしれない。

一般社会だと、どうなのだろう。40歳というとどれくらいのポジションなのだろうか。ある程度仕事に責任も生じ、予算も動かせる年齢にはなっているかと思う。4年制大学を卒業する年齢が22歳だとして、18年くらい働いているという計算。そこそこベテランと呼ばれ始める年齢かもしれない。少なくともエースの年齢ではあろう。

けれども、医学界はそうは考えていないように思う。少なくともぼくにとってはそうだ。

理由はいくつかある。

まず、医学部は6年制大学だ。ほかの仕事に比べると、社会に出るのが少し遅い。社会に出てからも、やれ初期研修だ、後期研修だと、学生の続きみたいな研修期間が長く続く。研修が終わったら今度は専門医、そのつぎは指導医と、試験が続く。いつまでも修業期間が続いていくような感触。

おまけにぼくの場合は、大学卒業後、すぐに大学院に進学している。医学博士課程はなんと4年間もある。大学と大学院を出ただけでもう28歳であった。そこから働き始めたから、40代に入っても臨床経験はまだ15年程度しかない。

だから、たかだか43歳の自分のことを**「まだ若手」**だと思っている。世間的にはそうは感じていないだろうけれど。

もし今の医療界で暮らす人が、みなぼくと同じように、「40なんてまだまだ若手だよ」と思っているならば、それは「旧態依然」と呼ぶべき現象なのかもしれない。

けれども時代はどんどん変わっている。

医者はかつてほど大学院には進学しなくなった。

「医局制度」という、大学とのつながりやコネを結ぶ仕組みも弱体化して久しい。

その結果、近年になり、若い医師たちの行動自由度が上がった。研修先は全て自分で選べるようになったし、大学や偉い人の都合で転勤などしなくてもよくなった。

自分が将来どうありたいかによって、キャリアの作り方を変えられる。

もちろん今も、昔のままの大学医局に身を置き、徒弟制度の末席に入ることで腕を磨くドクターもいる。このやり方には多くの合理性があるから、古いやり方だと言ってバカにできるものでもない。

でも以前はそもそも選択肢がなかった。医局に入り、学位をとる以外の方法で将来を見据えることができなかった。

それに比べると、医局に入らなくてもいいよとみんなが言っている今は、隔世の感がある。

古い医局制度が持っている利点というのも、果たしていつまで続くものなのだろう。現代の医療において徒弟制度が果たす役割の賞味期限は、あとどれくらい残っているのか？　旬が過ぎて期限も切れた、冷蔵庫のお荷物になってはいないか？

近頃の医師のキャリアパス

「40歳」という年齢のもつ意味は、ここ10年ほどで、だいぶ変化した。

近頃の医師は、30代でばんばん開業する。

よく銀行も金を貸してくれるものだと思うが、非医療界でも起業がブームになって久しいし、医者が起業（≒開業）するための方法論も以前よりはるかに増えた。「腕も磨かずに開業するとは何事だ」というのは古い。

スタートアップの年齢が若ければ若いほど、新しいチャレンジができ、ニッチを突いた商売ができ、患者の細かい要望に対応でき、新技術を存分に使った医療が目指せる。

その一方で、まったく逆に、40歳くらいまで他職種で働いてから突然医者を目指す「中年転向組」も見かけるようになった。

ぼくの職場にも、まったく別の職種で一度海外赴任までしておきながら医師免許をとるために大学に入り直し、研修をしている人間がいる。

昔ならば、「そんなに年取ってから医者になってもだめだろ、一人前になる頃には定年じゃないか」などと皮肉を言われただろう。

でもよくよく自分の余命を計算してみると、いくつか人生を通り過ぎてから医者を目指しても、けっこう働けそうな気がする。**いまどき、「人生は一度きり」というのは少々古いのかもしれない。**

同じ40歳であってもキャリアにかなりの幅が出てきているというのが現実だ。医学界の若手たちは、その進路をどんどん多様化させている。

そんな時代に生きながら、なんとなく「医者は45超えてからようやく一人前だからさ」とか、「一度きりの人生、精一杯チャレンジしないとだめだ」みたいな価値観を抱えたままの医者もいる。

他人事のように書いたが、まさにぼくこそはいい見本だろう。

ぼくは「旧態依然」を体現してしまっている医者なのかもしれない。


若手医師のありようの変遷を見ていると、ぼくは音楽シーンを連想する。

かつてはビーズやミスチル、サザンにアムロ、最後のは漢字で書くべきだった、などのビッグアーティストたちが２００万枚も３００万枚もＣＤを売っていた。国民はみなヒットソングを共有していた。

マイナー、インディーズの愛好家はあくまで少数派。大きな事務所でド派手なプロモーションをして桁外れのＣＤを売って億万長者になることを夢見て、アーティスト志望の若者たちがライブハウスでしのぎを削り、ぼくらはすでにメジャーになったアーティストの音楽ばかりを聴いていた。

けれども今は、ＣＤなんぞ１０００枚も売れればランキングに入ってくる時代だ。音楽の聴き方が幅広くなり、Spotify のような無料サービスもあっという間に一般化した。YouTube でタダで音楽を聴く人間が増えるにつれて、ライブで配信音源に出せない魅力を追求し、観客の鼓膜に直接感動を与えることを目指す現場派のミュージシャンが息を吹き返した。
メジャーなアーティストの求心力が一部のアイドルを除いて急速に落ち込む一方、ＳＮＳ等で世界中から同好の士を探すことができるようになったために、マイナーな音楽のファンだった人間（たとえばぼく）たちは、リアルでは決して会うことがなかったような遠方のネット友人と音楽話で盛り上がれるようになった。

時代は、ぼくらの周りにある境界線を新たに引き直してくれている。

もちろん、いいことばかりではない。アーティストは音楽だけでは食っていけなくなり、副業が当たり前だという。
tofubeats は一生音楽を続ける気はないそうだ。
岡崎体育は自分の本当に聞かせたい音楽を売るためにどうしたらよいかを毎日ＳＮＳで公開自問自答している。
LOSTAGE はＣＤを流通に乗せずすべてＳＮＳで売りさばき話題となった。彼らは間違いなく音楽をやっているのだが、そのやり方はもう、10年前とはまったく比べられないほど変わった。

かつて、**「誰かが決めたレールを走るなんていやだ！」**みたいな反抗期の文句が主にロックの文脈で流行った時期があったが、今では**「そもそもレールがねぇ」**というのが大前提である。

現在もなお、「専業歌手」として気を吐いている大御所たちはいる。ただ、なんだか少し年を取ったように思える。

折しも世間では、音楽が多様化しすぎたために、かえってカラオケで友だち同士が盛り上がれる曲が少なくなっているそうだ（いわゆる共通の曲がないから）。

それを察知したテレビ番組が、「昔は誰もが歌っていた曲」をリバイバルし、40代以上の中高年票をあらためて獲得してなんとか音楽番組を成り立たせている。

知人の子どもたちがスマホに入れている楽曲リストには、米津玄師と米米ＣＬＵＢが並んでいた。米つながりかよ、とつっこんだら失笑された。

「『君がいるだけで』はクラスの合唱コンクールのテーマだったからカラオケ用。『Lemon』はただ聴く用。そういうの今ふつうだから」だそうだ。おじさんはくらくらした。

10年以上変わらないでいることはほとんど罪である。

たとえば、あなたが10年前にどんなスマホを使っていたか思い出すといい。思い出せないだろう。ぼくだって思い出せない。

今調べてみたら、2005年にシャープやウィルコムが今のスマホの走りみたいなPHSをはじめて出したらしい。

ほんの15年ほど遡ると、まだスマホがなかった時代にぶち当たる。これには愕然とする。

15年前というとぼくは大学院生だ。

当時勉強した内容は、スマホ並みに古くなっている。バージョンアップしないと仕事にならない。

疾病の分類だってまるで変わった。治療薬の進歩もめまぐるしすぎて、病気によっては標準治療が「ほとんど全取っ替え」になっていたりもする……。

なのに価値観だけは未だに昔のまま。

40歳というとまだ若造。

45を超えるとまあいちおうは一人前。
医師免許さえあれば一生食いっぱぐれない。
病理医は足りないといわれているから働き口に困ることはない。
……旧態依然とはこのことだ。

こっそり本音を付け加えておくならば、昔のままの価値観でいるのは、ぼくら医療者の側だけではないかもしれない。「病院を利用するみなさん」の方も一緒ではないか、と思うことはある。たとえば……。

「医者が病院の中では一番偉い」という見方。

これはもう古い。

今の時代の医療は、チーム医療が当たり前だ。チームリーダーは医者でしょう、という指摘もあるだろうが、リーダーというのは偉い人という意味ではない。

「看護師は医者のお手伝いをする仕事」という見方。

これも本当に古い価値観だ。

看護師の専門性とは「維持管理業務」であり、病棟内外で患者の生命、活動、そして精

神を「維持」することに関して、病院の誰よりも詳しいプロフェッショナルだ。

維持業務においては、医者など看護師の足下にも及ばない。

というかそもそも医者と看護師では業務内容が違う。上も下もない。

「医者は高給取り」。

このイメージが早くくつがえらないかなーとひそかに思っている。まあこの夢を後生大事に抱えているのは医者も一緒だけれど。

ぼくは、「医者は激務だから稼いで当たり前」という態度こそが、どう考えても「旧態」だと思っているのだが、なかなかみんなに納得してもらえない。

この調子で書き出すと本当にさまざまなレッテルが後から後から湧いてきて、収拾がつかなくなる。

どうも、医療界というのは、好き勝手なイメージをもたれやすい。一度ついてしまったイメージは10年経っても20年経ってもなかなか取れにくい。

かくいうぼく自身、「旧態」にどっぷりはまっていたわけだから、言い訳のしようがない。医者が旧態を脱せないままでは、現代の医療など望むべくもない。

となると……。

まずは、「まだ40歳だし」などというふぬけた言い訳をやめて、「もう40になるのだから」という気持ちで、厳粛に、このあとの原稿を書いていかなければいけないのではないか。40代として恥ずかしくない、気品のある、重厚な文章というやつを……。

2-3 医者として働く中で やってられるか！　と思う瞬間

うーん。「やってられるか！　と思う瞬間」かぁ。

のっけから「うーん」だと気品も重厚もへったくれもないがしょうがない。そこはもうあきらめる。

本書を書き始めたときに比べると、「お題の形式」には慣れてきた。

「一題からふくらませて何かを書いていく過程」が、なんだか少しずつ楽しくなってきた。世間一般に広く興味を持たれそうなお題を、こんなにいっぱい考えて送ってくれた編集者氏は偉い。

だったら、ぼくはその心意気を受けて、投げられたボールをジャストミートしてピッチャー返しすることを狙うしかない。

……いや、別に、ピッチャー返しというのは、そういう意趣返し的な意味ではない。編

集者にぶち当ててやろうとかそういうコンタンではない。バッティングの基本にすぎない。邪推は無用である。さあ素振りでもするかな。

やってられるか、と思う瞬間か。それほど思いつかない。ぼくは近頃職場で激怒した記憶がない。むなしいと思ったこともない。

たとえば仕事はどうだったか。仕事でなにかイライラしなかったか。していない。そもそもぼくは仕事が基本的に好きだ。

病理診断報告書を書くときに自分の指先が作り上げる文章をみながら、「もっとわかりやすく書ける、まだまだ改良の余地がある」と脳をスパークさせているとき、ああ幸せだなあと思う。

顕微鏡に没頭しながら、もし見つけたら患者にとって大きな意味がある細胞像を探して息を詰めているとき、今ここにぼくがいる意味というものを感じる。

カンファレンスで臨床医たちと議論をしながら、なぜこの患者にこんなことが起こっているのかと悩む時間が得がたいほど貴重だ。今ここでこういう仕事をすることができている幸運に感謝する。

うまくいかないことはある。思い通りにならないこともある。しかし、そこで「やってられるか！」とモノを投げつけけんばかりにイライラするということはない。むしろ、思い通りにならない場面でこそ知性が試される。

うまくいかない出来事に遭遇したら、自分のもてる英知をぶつけていかに状況を打破するかを必死で考える。自分だけで対処してはいけない、チームでぶつかるべき案件だとわかったならば、複数人とスクラムを組んで物事にあたる。

ときには首がガチガチに凝るし、肩がまったく上がらなくなることもあるが、きちんと睡眠をとっておけば翌日には回復できる。

それはきっと今のぼくが職業的に充実しているからだ。

仕事で、「やってられるか！」はない。

ほかには……。

人間関係はどうだろう。

近頃のぼくは、人間関係に対してある種のあきらめがある。

言葉を尽くして語り合えばある程度の背景や状況を共有はできるが、まずそもそも、「語り合う」に至るまで関係を深められる相手など、100人に1人くらいしかいない。

そして、その100人に1人と語り合うだけの時間も機会も存在しない。

まして、語り合うほど時間がとれない程度の付き合いをしている人間とは、わかりあう必要がない。

ルールとマナーを守って、お互いにきちんと距離をとっていれば、相手のテリトリーに入れない代わりに自分のテリトリーをも侵されない。

実をいうと若い頃はこの距離感がよくわからなかった。

いわゆる、リア充とかパリピとか明石家さんまとか褒め称えられるタイプの、「誰とでも仲良くなりすぐに盛り上がる人間」というのがとても苦手で、ぼくの「陣地」にズカズカ入ってきて旗を立てようとするヤカラを軽蔑していた。

そんなやつらと一緒にいるくらいならひとりで酒を飲んでいたほうがマシだと思い、本当にひとりで酒を飲んでいた。

通い詰めていた飲み屋のマスターはそのへんがよくわかった大人で、ぼくのことをよくしかった。

「お前な、そういうの将来ぜったい思い出して、恥ずかしくなるんだからな。でもまあわかってるならいい」

しかると言ってもこの程度である。

確かにぼくは今、当時を思い出してちょっと恥ずかしいが、それでも、あの頃はあれでよかったと思っている。

今のぼくは、人との距離を程良く保つことがうまくなった。

おかげで。

人間関係でも、「やってられるか！」と怒って我を忘れることはない……。

「あまり怒らないタイプです」の罠

このように「最近はぜんぜんイライラしてないし何にもムカついてないんですよぉー」というときに限って、実は大きな落とし穴がある。

次に述べることは、心理学的に証明されているとか、医学的に正しいとされているみたいなことは一切ない。

あくまでぼくが個人で考えたことにすぎない。でも、ぼくの中では確信に近い。ときおり、次のような文言を唱えて、脳内で額装し、自戒する。

「すぐキレるタイプの人間に限って、自分が何に怒っていたかをあとから思い出せない」

ある日のことである。

いつも何かにブチ切れている人（職業は秘密だが医療者）に話を聞く機会があった。懇親会のような席だった。ぼくは、くじ引きでたまたま彼の隣に座ることになった。ビールを飲みながら、今日もまたこの人は些細なことでイライラして怒り出すのかなぁと、内心ビクビクしていた。

すると、本人がこう言ったのだ。

「いやー最近はオレだいぶ丸くなったよ。ガハハ。今週なんか部下に一度も説教してないんじゃないかな」

周りにいた人たちがあからさまにずっこけた。ぼくもびっくりした。たぶん口のひとつやふたつは開いていた。ポカーンという音は口から出るのではなく脳の中に響く。**今日も幾度となくブチ切れてたじゃないか。**覚えてないのかよ……。わざと言ってるのか？

でも次の瞬間、ぼくの頭はそれまで気づいていなかった新たな思索の道筋を見つけて、ぐるぐると回転し始めた。

「すぐキレる人」は、怒る理由が些細で、ちょっとしたことで怒りメーターをすぐてっぺんまで持ち上げる。ひとしきり周りを怒鳴りつけたり威嚇をしたり、とにかく周りに圧を逃がす。この一連の動作に、ある種の「快感」のようなものを覚えているふしがある。

そして、怒る理由とか、自分が何に対してどのように怒りをぶつけたのかとか、そういったことに興味がない。怒りという回路が、なぜか報酬系に直接短絡してしまっている。快感を得るために怒っているのだ。

となると、本人にとって重要なのは、怒るという行動そのものだけであって、何かがムカつくから怒るとか、何かが許せないから怒るといった「動機」や「理由」についてはどうでもよい。

怒って何かを変えようと思っていない。

だから、何に怒ったのかをいちいち覚えられない。

ぼくはそのように推測した。

ぼくはこの項のはじめに、

「近頃職場で激怒した記憶がない」

とか、

「最近はぜんぜんイライラしてないし何にもムカついてないんですよぉー」

などと書いていた。

よく考えればこれは危険な徴候である。

ぼくは、本当に毎日まったく怒っていない温厚な人間だろうか？　**よく目つきが悪いとかこわそうだとか言われるのは事実だ。**

となると、自身が気づいていない（あるいは興味がない）だけで、実際には、些細なことにしょっちゅうブチ切れているような、シナプスショートで報酬系に奴隷奉仕するタイプのポンコツ人間かもしれないではないか。

それはさすがに人としてどうなんだ。

まずい。怒ったことがないというのはまずいぞ。

なんとか、最近何かについてブチ切れた出来事を思い出さないといけない。

医療者だから、とか、そういうのと関係なく、やってられるか、くらいの感情。

どこかで一度は経験しているはずだ。


そうだなあ……。

SNSを通じて距離感のおかしい人がとつぜん懐に飛び込んでくることは、ある。

けれども、ぼくは原則的に、SNSで出会う人々について、不快に思いそうな相手がいたらミュートしてしまう（その人が自分から見えない設定にする）。

いったんミュートしてしまうと、ぼくにちょっかいをかけ続けている相手のことがまったく可視化されなくなるので、もう気にならない。

現実の人間関係であれば、「無視」はある種の暴力だ。

けれども、人間関係を築く以前の他人と突然衝突する可能性があるネットの世界では、一方的にしゃべりかけてくる人をミュートすることに暴力性はない。関係が始まらないようにしてしまうだけのことだ。

だから、ネット上の人間関係についても、「やってられるか！」まで激怒することは、ない。

——医者はあまり怒らないほうがいい

うーん。ないなあ。

そもそも、ぼくが職場で「やってられるか！」という態度を露わにすると、それはけっこう暴力的なメッセージ性を帯びてしまうので、ぼくがあまり怒らないのは当たり前である。

病院において医者が怒ると、思った以上に誰も無視できない。けっこうな影響力がある。こういうところも医学界の旧態依然とした悪癖なのだが、現状、しょうがない。

理由は、単純に権威的なものというよりも、むしろ、経営的な目線からもたらされる。病院の収益は主に医者の処方や技術に負っているところが多い。診療報酬の額が、医者の業務とそれ以外とでは段違いだ。そのため、なんとなく医者の発言権が大きくなってしまっている。

実にくだらない。

このような風潮は早くなんとかしないとよくないとは思う。

けれども、今現在、事実として医者の発言力が異常に強いということを、医者であるぼくが知らずに行動するわけにはいかない。

仮にぼくが「やってられるか！」と言って職務を放棄した場合、とても多くの人に迷惑をかけ、プレッシャーを与え、調停や調整を行わなければいけない場所があちこちに生じる。

これを知った上で「やってられるか！」と言うのは、ある意味、権威を盾にした一種のハラスメントだ。

だから絶対怒るな、とまでは言わないが……病院で医者が怒る場合はそれなりの覚悟が必要だ。「社会人なら怒って当然」みたいに、都合のいいときだけ自分を普通の社会人扱いするのはよくない。

究極的なことを言うと、**医者は「存在がすでにハラスメント」的な一面をもっている**（2018年時点）。

少なくとも、医者が怒りを覚えたならば、その情熱は即座に知性によって改善案へと練り上げられなければだめだ。熱情を燃料に、状況を変える最善手を連続で繰り出すことこそ求められる。**「怒りで発電して平和利用する」**くらいのイメージでいたほうがいい。

ぼくが知る「尊敬できる医者」のタイプのひとつに、「どんな理不尽な状況でも決して怒りを露わにしない」というのがある。

そういうドクターを脳内データベース内で検索してみると、まず間違いなく「笑顔」が表示される。基礎アバターが笑顔。怒り顔は登録されていない。人間であれば腹を立てることもあるだろうに、今思い出そうとしても、彼らが怒っているところを想像できない。

「やってられっか！」を言い出す医者はイマイチだと思う。

うーむ、ここまでストイックに書けるほど、ぼくは人間ができていないはずなのだが、

まあよかろう。**一度本の中にこう書いてしまったからには、今後ぼくの怒りスイッチは今**

まで以上に抑制されるに違いない。

人前で「キレません。プッツンしません」と誓うくらいしないと、尊敬できる人々に追いつくことさえかなわない。

2-4 これまでに出会ったとりわけ個性的な先生たち

医者を示すのに「先生」という語句が使われている。これに違和感を覚えなくなったら、医者としてだいぶスレてきた証拠だ。

なぜ医者は先生と呼ばれるのだろうなあ。**誰かにものを教えている時間よりも、教わっている時間のほうが圧倒的に長いのに。**

別に、謙虚なフリをしてポーズをとっているわけではなく、本心からそう思う。

医者に限った話ではない、医療者たるもの、一生を通じて「学徒」でなければおかしい。新しいエビデンスをどんどん仕入れないと、患者がその時点で受けられる最高の医療を享受できなくなるのだから、ぼくらは学ぶことをやめてはいけない。

だから先生じゃなくて生徒と呼ぶべきだろう。患者も先生呼ばわりはやめたらいいと思う。さん付けで十分だ。

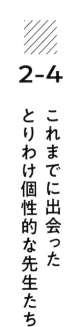

でも、中には本物の「先生」がいる。

単に教えた、教わった、というだけではなく、なんだろうな、日本語のもつ微妙なニュアンス的な部分で「先生」としか呼称できないタイプの人間が幾人かいる。

本章では彼らのことを書こう。

患者のことは書けないが、医者のことならいくらでも書けるぞ。ワーイ。

――お一人目

筆頭は、長嶋和郎先生だ。

この方はぼくが大学ではじめて病理学を習ったときに出会った、北海道大学医学部・第二病理の元教授である。編集者から「とりわけ個性的な先生」というお題が届いたとき、コンマ数秒で思いついた名前だ。

講座のスタッフからは、その象徴的な存在感と圧倒的な影響力、実力、フランクさ、ときおり見せる突飛さ、及び名字から**「ミスター」**と呼ばれていた。

ミスターの第一印象は「紳士」。

みなさんも紳士という言葉にはそれぞれ思い入れがあるだろうが、各位のもつイメージの最大公約数的なものをぼやっと思い浮かべれば、それがおよそ長嶋教授である。

スーツにハットでふらりと出勤するさまを見て、「あとはステッキだけだ、ステッキさえあれば完璧だ」と幾度となく妄想したものである。

ぼくは彼から英国紳士然とした印象を受けたが、実際に留学していたのはドイツだという。神経病理学の大家であり、脳腫瘍取扱い規約の委員を長年務め上げた。

病理の教授は大きくわけて、**「病気を診断するプロ」**と、**「病気を研究するプロ」**の2種類が存在する。

彼は、まず脳腫瘍の診断分野でトップクラスの天才。

そして、研究分野においても、退職の5年前くらいにCRESTという大型の研究費（5年間でなんと5億円もらえる）を確保したくらいの激烈ビッグネームであった。

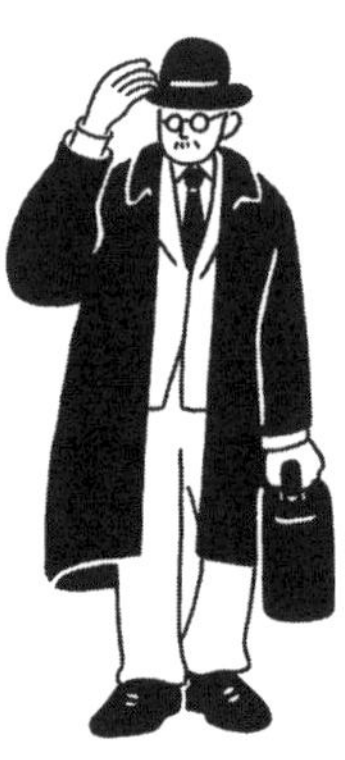

全国に門下生がいて、大学教授がゴロゴロ、研究所長もどっさり、強烈な研究者たちを次々に輩出していたから、教育者としても頂点だ。つまりはバケモノである。

悲しいかな、医学生はそんなことを知るよしもない。

折しも医局制度崩壊の兆しが見え始めた時代であった。大学教授といえば、古い価値観で若者を殴ってくる老害か、学術に邁進しすぎるあまり若者すらライバルと見なして殴ってくる老害か、さもなくばカリスマ性がありすぎて大量の取り巻きが押し寄せて周囲が血の海になる老害のいずれしかないと思い込んでいた。

教授との出会いなんて、例えるならば老害ガチャである。

病理学などという古く凝り固まった学問分野の教授など、何度引いても確実に老害が出るだろうと決めてかかっているぼくがいた。

けれども、その予想は裏切られた。

彼はスマートでクールだった。

彼のキャラクタを端的に示した「ある授業」のことは、すでにあちこちに書いたが未だに忘れられないのでここにも書いておく。

大学3年生のときだった。

前の時間に分子病理学の講義が行われ、第一病理という講座の教授が、マウスかラットかを使った実験医学の話をした。難しい免疫系の話が一時間半続き、15分休みのあと、今度は第二病理の担当する講義が始まるはずだった。ぼくらは教室でそれを待っていた。

けれども教授はなかなかやってこなかった。

学生たちはすでに前の病理の講義で疲れていた。あと1コマ終われば昼食の時間。当時、医学部には「講師が20分現れなければその講義は休講となる」という、今となっては誰が決めたのかよくわからないオキテがあった。教授が来ずに20分が経過した時点で、学生たちは続々と席を立ち、学生生協や食堂へ向かって消えていった。

スマホなどない時代である。教室で暇つぶしをする方法はそんなに多くない。ぼくはあの日、たまたま、所属している剣道部の事務的な仕事があり、20分が過ぎても席についたままだった。

「階段教室」と呼ばれる傾斜のついた部屋にはぼくを含めて10人か15人か、まばらに人が残っているだけとなっていた。

そこに紳士が現れた。

背筋を伸ばして前方のドアからいきなり入ってくる。彼は入ってくるなり教室を見回してこんな感じのことをつぶやいた。

「いやー。すみません。遅れちゃった。ではちょっとだけ講義をしましょう。人はだいぶいないけど、まあいいよ」

ぼくらは驚いた。講義、やるのか。あわてて教科書やノートを取り出す音が響く。

すると教授はそれを制止して言った。

「いや大丈夫、すぐ終わります。今日は『炎症の四徴』というのを教えます」

そう言って彼は大黒板の下の方に、４つの英単語を書いた。英単語だったと思う。ラテン語だった可能性もある。

書きながら言った。

「発赤、腫脹、疼痛、発熱。これが炎症の四徴です。覚えておきましょう。では、終わります」

そうして彼はきびすを返してまっすぐ帰っていった。まだ教室に入ってきてから1分と経っていない。ぼくらはあっけにとられた。

結果的にぼくはその一件で、炎症の四徴を完全に覚えてしまったし、その後病理学の教室に興味を持って入り浸るようになり、大学院に進学し、こうして病理医にまでなってしまっているのだから、ある意味ミスターの奇抜かつ神速の行動は極めて高い教育効果を持っていたと言える。


圧倒的な人間体験というと、ほかにも幾人か考え付く。

そこに病理医が入り込む率は高い。中でもひとりは本当に強烈なキャラクタで、この方とのエピソードはおそらく生涯忘れることはない。

ただしその方の名前は、ここでは書けない。なぜかというと、ぼくがその先生と出会ったのはある厳重に秘されたプロジェクト内であったからだ。内容も絶対に明かせない。患者のことだけでなく医者のことも書けないことがあるのだ。残念である。

……でも、ま、絶対に明かせないけれど、ある程度ぼかして見せるくらいはできる。書いてしまおう。ここだけの話だ。

今書きながら思い出しても不思議なできごとだった。

ぼくはその方の「第二の人生のスタートアップを手伝う」というプロジェクトに呼ばれたのである。

一お二人目

ある非常に高名な医者が、それまでのキャリアを辞し、第二の人生として病理医をやろうと考えた。

正確にはそれまでも病理医ではあったのだが、「研究者」としてあまりに大成した方で、ながらく病理診断業務には就いていなかった。病理研究者ではあったが病理診断医ではなかった、ということである。

「ついては、しばらくご無沙汰している現場の病理診断学がどんなものであるかを、こっそり教えてもらいたいのです」

かくなる要望が、ごく少数の大御所たちの間で回覧され、そのあげくになぜかぼくに白羽の矢が立った。

「市原ならいいだろう。おい、〝あのお方〟に、今の病理診断の現場を見せてやってくれ」

こう書くと、まるで、ぼくが現場の実力派として名を馳せているスグレモノの病理医で、大御所の再教育係に任命された、みたいな展開に読めてしまうだろう。

けれども、事実はまるで逆だ。悲しいばかりに。

ぼくは、名もなき市中病院のいち病理医に過ぎない（丸善出版から『いち病理医の「リアル」』好評発売中）。

大きな大学とのコネもなければ、人事学閥の争いにも巻き込まれていない。権力を持たず、利害関係もない場所にいる雑兵だ。

だからこそ、「偉すぎる人が第二の人生をこっそりシークレットで模索するとき、周囲に波風を立てずに、隠密的にお手伝いを担当する人間として適役」だったのである。

その方の業績は天下に鳴り響いている。

どこの大学に出入りしても、周りに顔バレしてしまう。

でも、ぼくの所なら、その危険は皆無だ。

その方は偉大な病理医であることは間違いないが、病理診断からはしばらく遠ざかっている。

まずは、現場に暮らす雑兵（＝ぼく）から、日常診療のリアルを聞くことからはじめればよい。最先端の病理診断学の勉強については、今後、勤務先が決まって、周囲に病理医として働くことを公表してからでも遅くはない……。

おそらくはそのような頂上会談を経て、ぼくが徴用された。

ザコだったおかげで便利使いされたにすぎない。**涙がちょちょ切れる（旧態依然とした日本語）**。

その方とぼくとは、それまで一度たりとも仕事で連携したことがない。だから、たとえ顕微鏡を挟んで向かい合い、何事か話しているところを誰かに見られたとしても、ぼくらの関係を割り出すことはできない。

それくらい遠い、遠い、文字通り雲の上からやってきたような人に、ぼくは、**「病理診断の今」**を伝えることになった。

最初、ぼくは、

「いかに偉大な研究者だからって、今からいきなり病理診断のいろはを勉強するなんて無理に決まっている」

と、はなから今回の計画を冷めた目で眺めていた。

その方が病理医として診断業務に関わっていたのは〇十年前だとも言う。**ムリムリムリ**。脳内お花畑にカタツムリの大行進だ。あきらめてもらうべき。病理医という仕事は、セカンドキャリアで片手間にできるほど甘くはない。

……ただ。

ぼくは、このとき、ある種の逃げ道みたいなものを思い浮かべた。

本格的な病理診断医を目指すのはきついかもしれないが、「逃げ道」だったらなんとかなるかもしれない、と思ったのだ。

現状、病理診断には2種類のスタイルがある。

ひとつは、**「顕微鏡をみて病気の名前を決定し、どれくらい進行しているかを調べ、病理診断書という正式な診断書を書くスタイル」**。これは、およそ一朝一夕で身につくようなものではない。

けれども、もうひとつ。**「医者ではなくコメンテーターとして『参考意見』を提出するスタイル」**もある。

後者なら誰でもできるだろう。医師免許さえ持っていれば。

20年後には後者のスタイルはなくなると思うが、今ならまだ、間に合う。

それがカッコイイ病理医かどうかはこの際、置いておくとして……。

偉すぎる人たちがぼくの力の及ばないところで開催を決定した「職場見学会」。

ぼくは必死で症例を集め、勉強用のスライドを作成した。絶対に公開できない職務、資料。すべての作業は業務時間外、早朝や夜中に行い、決して持ち出すことは許されなかった。あらゆる個人情報をマスクした状態であっても。この見学会の内容自体が外に漏れることは決して許されなかった。秘中の秘。

それくらい影響力のある人だった。

この方がセカンドキャリアとして病理医の道を歩むかもしれない、というだけで、研究者たちの奥に広がる政治的な動態がかなりうごめく可能性があった。ばれたらある意味、一大スキャンダルだったのである。

ぼくは誰にも言えない作業を数か月かけて完遂し、ひそかにその方の到着を待った。

がんばって作ったプレゼンたちを見ながら、ぼくは少し暗い気分になっていた。

こんなものを見せて数日説明したところで、まともな病理医になるにはとうてい足りなすぎる。

病理診断はそこまで甘くない。

退職後の余暇の慰みに、病理コメンテーターとして、責任のあまりのしかからないタイプの職場で、当たり障りのない病理「判断」。それだったら、ぎりぎりいけるかな。

でも、あれだけの業績がある方だ。そんな生き方はよしとしないだろう。

まるでぼくの努力は無駄だな。

あーあ。


ところが。

いざやってきたその方と、出会ってものの15分も会話したあたりで、ぼくはもう、精神的に土下座してしまっていた。

知性のレベルが高すぎたのである。

ブランクはあるとはいえ、脳内にセーブされていた病理診断に対する知識は本物だった。おそらく、研究生活の間も、組織診断のメソッド（やり方）を更新しながら研究を行っていたのだろう。かなり細かい組織所見に至るまで、かの人はほぼ完璧に理解していた。さすがに最新の免疫染色の使い方までは知らないようだったが、1を伝えると56億8千万の理解が返ってくる。

彼我の知能差にぼくは愕然とし、すぐに悟った。

「この人がこれだけの知識を持ちながらなお、市中病院の現場を見たいと言うのなら……、それに、彼をうちによこした紹介者も、彼のポテンシャルをすべてわかった上で、うちを紹介したのだとしたら……、ぼくはもう何一つ手を抜けないじゃないか……」

つまり、ぼくの本当の仕事は、〝たまたま数十年ほど大事に保管されていた名刀〟を研ぎ直すことだったのだ。

刀はあっという間に本来の輝きを取り戻し、研いでいたはずのぼくは刀に魅了された。

かの人がぼくの知識にひとつひとつリアクションをするたびに、不思議な話だが、教えたはずのぼくにそれ以上の知恵が跳ね返ってきた。全身に知性がみずみずしく跳ね回るようだった。

病理組織学というのはこんなにおもしろいものだったろうか。

ぼくはこうして、生徒になるはずだった人を、先生としてあがめることになった。

「とりわけ個性的」というか、「とりわけ特異的」な先生の話として、まずこの二人が思い浮かぶ。ほかの先生方についてもいずれ語る機会はあろう。

病理学を修めるには多くの先生が必要で、ぼくは未だに先生になれないでいる。

2-5 医者自身の健康について

少しフックの効いたお題である。

医者自身の健康について、か。

求められている文章になるかどうかはわからないが、少し思うところもある。

まず、世の中の多くの人が抱いていそうな、

「医者は具合が悪いときにはすぐ自分の病院でなんとかしてもらえるから得だよな」

という考え方。これは幻想である。

実をいうと、ぼくも昔同じ事を思っていた。うらやましいなあ、なんて。臨床医ってのはちょっとした風邪のときに自分でなんとかできるからいいよな、みたいに。

けれども、いざ現場で多くの臨床医と知り合ってみると、まったくそんなことはなかった。

医者はそもそも、風邪に対しては何も特別な対処をしない。ただ寝るだけだ。早く治す秘訣も存在しない。裏ワザもない。医者以外の人々と比べて、ことさら違う事をしているわけではなかった。

その理由もわかってきた。

まず、大前提として、風邪は医者からすると、「ほうっておけば治るもの」であり、「必死で頭脳や金銭を駆使して治すもの」ではない。

風邪を引いたらだいたいどのような症状が出るかとか、それは体の中で何が起こっているからだとか、いずれどのように経過していつ頃治るか、などを知っていると、風邪に薬はいらないとわかってしまう。

何もせずただ休む以上に効く薬などない。まあ休んでもあまりかわらないのだが、無理はしないほうがいい。

医者が一般の人より風邪を引きにくいということもない。科学的なことをいうならば、風邪の予防方法のうち人が自力でどうにかできることとなると、手洗いをしっかりする、以外は考えつかない。

医者だからこそできる「予防の奥の手」みたいなものはない。

はからずもこのことが明らかになったのが新型コロナウイルス禍であったように思う。結局、誰でもできる手洗い・マスク・三密回避が最強であった。

どちらかというと、医者は風邪を引きやすい環境に暮らしている。生活時間はわりと不規則だし、栄養バランスだってたいてい偏っている。

なにより、多くの人々と毎日あちこちで出会う職業だ。「毎日患者に会ってるのに風邪をひかずにいられるなんて、医者は何か特殊な予防法を持っているに違いない」と、根掘り葉掘り聞かれたこともある。それに対するぼくの答えはこうだ。

「いえ、医者もけっこう風邪ひきます」

風邪が軽ければマスクを付けて手を洗って周りに迷惑をかけない程度に働くし、風邪がひどければ普通に休んで帰って寝る。

もっとも、医者はインフルエンザワクチンは絶対に打つし、麻疹風疹などあらゆるワクチンも打つから、その意味で感染症にかかりにくくはなっている。

つまりは医者かどうかが問題なのではなく、単にワクチンのおかげだ。みなさんもワクチンは打つといい。

あまり知られていないようだが、**自分の勤めている病院で自分を診察して自分に処方することはできない。**

当たり前である。

自分自身に適当な診断をつけて薬をごっそりもらうことができたとしたら、なんというか圧倒的にダメだろう。それができたら闇商人になれてしまう。ロキソニンを大量処方して親戚に配り歩く、みたいなことはできない。

昔は、開業医などが薬をたっぷり自宅に持ち帰ってきていた時代もあったらしいが、それはなんというか、おおらかだったのである。でも今の時代にそういうことをやると医の倫理にもとる。

つまり、医者が病気になったならば、別の医者にかからなければいけない。

別の医者にかかった時点で、その人の立場はもはや「**患者**」。医者だからといって何も特別なことはない。薬代が浮いたり、必要な検査が少なくて済んだりということは起こらない。

じゃあ医者であることになんのメリットもないのか、というと……。

■診断ができると不安が減る

医者は、「自分の体調不良が何によってもたらされているか」については、一般の人々よりもよく見極められる。

「診断」だ。治療については役得はないが、自分で自分のことをある程度診断できる点はだいぶおトクであろう。間違いない。

人々が病院に通う理由を考える。

適当にアンケートをとれば、「治してくれ」が圧倒的に第一位となる。

けれども、心理をもう少し丁寧に探ってみると、実はかなりの割合で、**「どうして自分は具合が悪いのかを教えてほしい」**が隠れている。

体調不良の原因がよくわからない不安は、とても大きなストレスになる。

ぶっちゃけた話、病院で「あなたは風邪です」と言われた瞬間に、「なあんだ、だったら家で寝てりゃよかったな」と考える人は多いのではないかと思う。患者がみな「風邪だ！　薬をよこせ！」といきり立っているわけではない。

診断さえしてもらえて、不安がなくなればそれで十分な場合は、かなりあると思う。

スポーツ選手のねんざや打撲を思い浮かべると納得できるかもしれない。

デッドボールを受けた選手が念のため病院に運ばれるのは痛み止めのためか？　骨折の治療をするためか？　そうだともいえるが、それより先に行われるのは、「大丈夫、骨は折れてません。打撲だけです。安静で5日程度で治るでしょう」というような「診断」だ。球場をあとにした選手を心配そうに見守るぼくらは、翌日、スポーツ新聞の隅に「○○選手、打撲で全治5日間」と書いてあるのを見つけて、「なあんだ良かった」と安心する。

診断というのは、医行為の中でかなり大きなウェイトを占めるし、患者にとっても極めて大きなイベントである。

一般的に、高齢者は、自分の病気がもし大病だったらどうしよう、というおびえを抱えている。

だから、若者から見るとたいしたことのない体調不良であっても病院に赴く。診断をしてもらうことは患者に対して大きな安心を与える。

今、あえて「高齢者は」と書いたが、別にこれは年齢に限った話でもない。ちょっと具合が悪くなるたびに「自分は何か重大な病気ではなかろうか」と心配になってしまう人は年齢を問わずいるだろう。**不安や心配は「気のせい」ではなく、医療が扱うべき対象そのものだ。**治療以前に診断を求めて病院に来ることは、正しい。

そして、人々が「これは病院にかかるべき症状だ」とか「これは様子をみても大丈夫だ」という判断を多少なりともできるようになったら、すごく役に立つだろう。

今ふと思い出したのだが、ぼくは若い頃に一度、体調不良の原因がわからなくて高度の不安に陥った経験がある。

「診断の力強さ」を全身で感じたエピソードでもあるので、紹介しよう。

高校生の頃、そうとは知らないまま、ひどい肩こりに悩まされていた。「そうとは知らないまま」というのが悲しいところだ。

ぼくは、人間は誰でも長時間机に向かえば肩は張り腕は動かなくなって、手足はしびれて首がガッチガチになり、ひどい頭痛になるものだと思っていた。

誰にでも起こりうる「しょうがないこと」だと思っていたのである。

もちろんそういう側面もあったろう。けれども本当は、首の骨の角度が悪く、少しまっすぐすぎたせいで、人よりも肩こりの程度が強かった。いわゆるストレートネックというやつだ。

そのことに当時は気づけなかった。

それでも、運動をしている間は筋力でむりやり首を支えることができていたのだろう。長い間、頭頚部のトラブルはがまんできる程度だった。

しかしとうとうある日、隠れていたトラブルが一気に噴き出してきた。

それは大学入試センター試験を数日後に控えた、1月の寒い夜のことだった。

勉強していたぼくは、突如、首の筋肉がつってしまい、頭がまったく回せなくなった。

受験前で風邪をひきたくないから外出も控えめにし、小学校から続けていた剣道も受験休みに入って運動不足となり、前のめりの姿勢で毎日机にかじりついていたぼくの首は限界だった。

首が、頭の重さを支えることをあきらめてしまえばどうなるか。**頭蓋骨が椿の花のようにボトッと落ちたら楽だったろうな。**でもそういうことは無理である。

結果、ぼくの首は、ファイナルファンタジーⅣで石化して壁を支えたパロムとポロムのように、がっちり固まって動かなくなってしまった。

今なら論理的に解釈できる。受験のストレスもあったのかもしれない。

しかし当時のぼくは、突然の首石化にパニックに陥った。

真っ先に頭をかすめたのは、「これはもしかすると脳梗塞とかくも膜下出血みたいなやつではないのか？」という不安だった。首が動かなくなった＝マヒ、と連想したからだ。

脳梗塞とくも膜下出血、今にして思えばまるで違う病気で、症状の出方もまったく異なるが、もちろん医療者でないぼくがそんなことを知るよしもない。

ぼくは夜中に救急受診をした。電話帳（なつかしい）で夜間外来をやっている病院を探し、父親の車で夜道を急いだ。

ぼくは車の中で、涙も流さずに絶望していた。

これはいったいなんなんだ。このあとぼくはどうなるんだ。

首が回らないという異常は強い閉塞感を引き起こした。受験もだめかもしれない。というか命に関わるのではないか。

救急外来でぼくを診てくれたのが何科のドクターだったか覚えていない。しかし彼はおそらくこのように言った。

「筋肉の緊張をとく注射を打ちましょう」

ぼくはその短い言葉に、自分の異常が脳ではなくて筋肉にあるということを感じ取り、それが「緊張」という聞き慣れた言葉で表現されるものだと知って、プシューッと体の中から煙が出てくるかのようなイメージで安心をした。

そのときの自分の吐息の感触を、今でも明確に思い出せる。

医者が打った注射が筋弛緩薬だったのか、あるいは筋膜リリースに使うような生理食塩水だったのかはわからない。けれどぼくはその注射でだいぶラクになった。

家に帰ってその日は寝て、翌日には自覚症状はなくなっていた。

正しい診断がもたらす安心

この話は長いこと忘れたままでいた。

しかし、今から10年ほど前に、再び思い出した。

すでに今の病院に勤めていたぼくは、その日も夜中までパソコンと向き合っていた。確か講演に使うためのプレゼンテーションを作っていた。マウスで小さな図形を描き、それを数百個組み合わせてアニメーションを作り、肝組織からがんが発生する様子を紹介する内容だった。

マウスを手に、画面に前のめりでのめりこんでいたとき、左手にしびれを感じた。

あっ……と思った。

そして今度ははっきりわかった。これは首の神経か筋肉かに何かが起こっている、と。

おそらく姿勢に原因があるのだろう、ということも。

ぼくは整形領域には詳しくないが、とりあえず、自分の痛みの性状から、どこに何が起こっているかがぼんやりとわかるようになっていた。そして、このしびれが、自分の仕事の仕方や姿勢、勤務時間、体力などによって発生しているだろうということもわかった。

とりあえず夜中に急いで病院に行く類いの症状ではないと考え、その日は帰って休むことにした。

翌日、ぼくは神経内科を受診した。整形外科でもよかったのだが、神経内科という神経や筋肉を全般的に診てもらえる科なら、きっと正しく診断してくれるだろうし、整形外科の介入が必要なときにはすぐに紹介してくれるだろうという確信もあった。

主治医になってくださった医者は診断能力が高く、人当たりも大変よい、すばらしい方だった。ぼくに、寝るときの枕の高さやふだんの姿勢についての細かいアドバイスや、顕微鏡やパソコンの高さを調整したほうがいいことなどを詳しく教えてくれた。

そのときもらったアドバイスによって、2か月ほどでしびれは改善した。

神経内科医の前に座りながら、かつて高校生だったときのことを思い出した。

あのときとはだいぶ違う。

症状から原因を探って導かれる**正しい診断の先に安心がある**ことを、医者になったぼくはよくわかっていた。

そして、やや複雑なことも、考えた。

——ぼくは自分の左手のしびれを完全には診断できなかった。

「医者あるある」ではある。

高度に細分化された現代医学では、仮に医者であっても、自分の専門領域以外の知識はほとんどないのだから当然だ。素人判断で診断をできるほど甘い世界ではない。医者だからといってすべての体調不良に正しい答えを出せることもない。

しかし、**「自分がどのように病院にかかればその先安心が得られるだろうかという予測」**まではすることができた。

この安心や予測を、医者以外の人も、なんとか会得できないものだろうか。

医学的な専門知識までは必要ない。

現にぼくだって神経や骨、筋肉の知識はさほどない。

でも、病院にかかるための**「かかりかた」**とか**「安心を得る方法」**がわかっていたので、こうしてすぐに安心にたどりつけた。この方法は、もう少し一般化できないのだろうか——。

医者自身が健康について役得的に用いているのは「治療」ではなく「診断」だ。

そして、「病院の選び方」についてもアドバンテージがあるように思う。

病院選びについては、別に医者でなくとも、ある程度は身につけることができるかもしれない。そう考えて、今、本を書いている（『Dr.ヤンデルの病院選び　～ヤムリエの作法』丸善出版・2019年4月刊行）。

2-6 医者が文章を書く、ということについて

この本の序章にある、**5つのサイコでホラーでミステリアスな文章**。ぼくがあの文章たちを編集者氏に送りつけた後、あわてて送付されてきたお題たちが、第1章、第2章の核となっている。

小見出しの雰囲気が変わったのはそういうわけだ。

最初は、**「いかにも医者が書く本、ってお題ばっかりでつまんねぇなあ」**と不満だった。

でも、いざお題を目の前にしてキーボードを叩き始めると、世の中の人々はきっとこのことに興味があるだろうな、とか、この話題については医療側がどれだけ説明できているのだろうか、とか、さまざまなことが気になり始めた。

結果的に、ぼくはだいぶモノを考えた。椎名誠氏の著作に『インドでわしも考えた』というのがあるが、デスクでぼくも考えた。

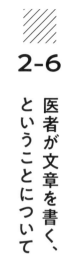

インドに対してデスクではどうにもかっこうがつかないけれど、「脳だけが旅をする」という名のブログの作者である以上、ここで卑屈になるわけにはいかない。

ぼくはぼくなりに（デスクで）旅情的ナニカを高めつつ、スルドク思索を進めていったのである。


編集者氏の問いは明確だった。「このことを伝えてほしい」。「このことを書いて欲しい」。ぼくはもらったお題に少しずつ文字を重ねながら、ぼく自身はなぜ伝えたいのだろう、なにを伝えたいのだろう、と自問を深めることになった。

その上で第2章の最後のお題が、「医者が文章を書く、ということについて」。これはなんだか、見透かされているなあ、と思った。

本を書く医者とはどんな人か？

医者は、基本的に長い文章を書く時間がないと言われる。仕事が忙しい、デスクにいる時間がない、夜勤当直呼び出しで文章どころではない、など。ごもっともだ。

でも、実のところぼくは、医者が特別忙しくて文章が書けない仕事だとは思っていない。

反論はシンプルである。**現実に書いてる医者がいるじゃないか、ということだ。**

「それはお前が病理医だからでは？　普通の臨床医は忙しくて本なんか書けないよ」

こういうツッコミは以前よく耳にした。

でもやっぱりぼくは自説を譲らない。だって、ぼくがよく読む「救急・ICUの本」を書いているのは、医学界でも一番命を削って働く部門とうわさの救急医たちだからだ。

NHKの「総合診療医　ドクターG」に出てくるような名ドクターたちは、全員複数の本を上梓している。日本にもアメリカにも名著を著す救急医が山ほどいる（田中竜馬先生おげんきですか）。

救急部門に限らないぞ、ちょっと探すと出るわ出るわ、コラムを連載している外科医、小説を書いている内科医、ノンフィクションを書いている産婦人科医、ウェブ記事で啓蒙に励む小児科医……枚挙にいとまがない。

書く医者は書く。書かない医者は書かない。それだけの話だ。

どくとるマンボウだって医者だった。

手塚治虫……は……医者としては働いてなかったけれど。

知念実希人氏なんてぼくと同い年の内科医なのに、もう何十冊も小説を書いている。

そもそも論として、世の中のありとあらゆる職業人は、自分の日常に忙しい。医者だけが特別忙しい職業なわけではない。さらに言えば、医者もキャリアを通じてずっと忙しいわけではない。医者だけが「忙しくて書けない仕事」だと胸を張るのはフェアではないと思う。

少なくとも、ぼくが知っている「物書き」はさまざまな職業人だが、全員めちゃくちゃに忙しいのになぜか書いている。今時は兼業作家が当たり前だ。作家の燃え殻氏なんて、そこらへんの医者より忙しそうにしている。彼は気の良い人だ、できればときには温かい味噌汁など飲みながらゆっくりしてもらいたい。

この先、仮に働き方改革が大成功したとして、あるいは、ＡＩ（人工知能）が超発展したなどの理由で、もし医者の勤務時間が激減したとしても、きっと書かない医者は書かないままだろうと思う。

ぼくは、医者が文章を書くためにはひとつの性質を必要とするのではないかと考えている。

その性質とは、単に、「書くことが好き」ということ。

これだけである。

全体の1〜2割程度の人は、たまたま書くことが好き。8割以上の人は書くことが好きではない。

もちろん、好きだからといって偉いわけではない。すごいわけでもない。血液型と一緒だ。書くことが好き（A）型と、嫌い（B）型と、好き嫌い両方（AB）型と、無（O）型があるだけ。

書く医者は書く。

SNSによって多少可視化されて見つけやすくなったけれど、おそらく昔からそういう医者はいたのだろう。

一昔前の医学雑誌を開くと、巻末あたりに学術論文とは関係ない「コラム」みたいなのが載っていることがある。

昔はあれらの文章がなぜ載っているかわからなかったが、今ならわかる。「1割の医者」が書く場所を、出版社や学会などが与えてくれていたのだろう。

ただ、医者には独特の事情というやつもある。

この事情を斟酌すると、「医者のくせに文章なんか書きやがって」というお叱りも、少しは理解できる。

医者の場合、もし「書く時間」があって「書きたい」と思ったならば、そのときはエッセイではなくて**「論文を書け」**と言われるのだ。

ごもっともである。

自らの臨床経験や統計解析、さらには基礎研究の結果を、「学術成果」として世に出すこともまた、医者の使命。

論文を書くのは本当に脳をすり減らす難儀な作業である。まれに、雑誌などに、「論文は慣れればすぐ書ける、だから若者はどんどん論文を書け」などとニコニコ言い放つ教授などを見るが、あれは特殊な例である。「慣れればすぐ書けるタイプの人間だったから教授になれた」としか言いようがない。生存者バイアスという言葉もある。

ぼくを含めた普通の医者は、論文執筆といえば四苦八苦、五里霧中、森羅万象生老病死諸行無常向井秀徳である。論文にひとたび取りかかったら最後、ほかの文章を気楽に書くなどそうそうできることではない。

その意味で、本当にすごい論文をバカスカ書いている人は、確かにほかの文章を書くヒマなどないかもしれない。

一方、ぼくが仕事で書いている論文は、基本的に小さな論文ばかりだ。それでも相当苦労はするし、泣きながら時間が過ぎていくのだけれど、そうやってヒーコラ論文を書きながらも、なんとかブログなどに何かしら文章を書いている。理由はやっぱり、好きだからとしか言いようがない。

論文のメインとなる考察を書いているときは、ブログの文章がペラッペラになる傾向がある。

それでも書くこと自体はやめない。なんらかの依存なのかもしれないが、タバコに依存するよりいくらかマシだろう。

書ける、書きたい、だから書く。

I can write だ。

医者は何を書くべきか？

しかしそれが should になることはあるだろうか？

「医者が文章を書く、ということについて」というお題を前にして、ぼくはこのことを繰り返し考えていた。

書けるから書いているというのは事実だ。

けれど、そこに、**「書かなければいけない理由」**はあるだろうか。

医者が書かなければいけない理由があるとしたら、それはたぶん、医者がやっていることがブラックボックスであってはいけないからだ。


編集者氏のお題も、つまりはそういう意図で出されていたように思う。

病院での常識は世間では非常識ですよね、とか、殺伐とした病院内にも本当はほっこりしたことがあるんでしょう、といった質問を、鼻で笑い飛ばして「何言ってやがんでぇ、病院のこと全然知らないんだな」と吐き捨てるのは簡単だ。

でも、編集者氏を含めた多くの人が、病院のことを全然知らないのだとしたら、それはいったい誰のせいか。書かなかったぼくらのせい、ではなかろうか。

病院というのはそれほどまでに中が見えない、マジシャンの使う大がかりなハコのような存在だ。

ぼくは、開いていない黒いハコに、今回、少しずつ向かい合うこととなった。

編集者氏のお題に、ひとつひとつ答えながら。

手品の観客はかしこい。

そこにタネがあることはわかっている。

なぜこんな不思議が飛び出すんだろうと驚きながらも、内心、マジシャンがうまいことタネをひねくり回して、技術の末に驚きと感動を与えてくれているということを知っている。

ハコの中は、結局わからないままであっても、いいらしい。

まるで、「タネを知らないほうが楽しめる」とばかりに。

でも医療がクローズドな手品であった時代は終

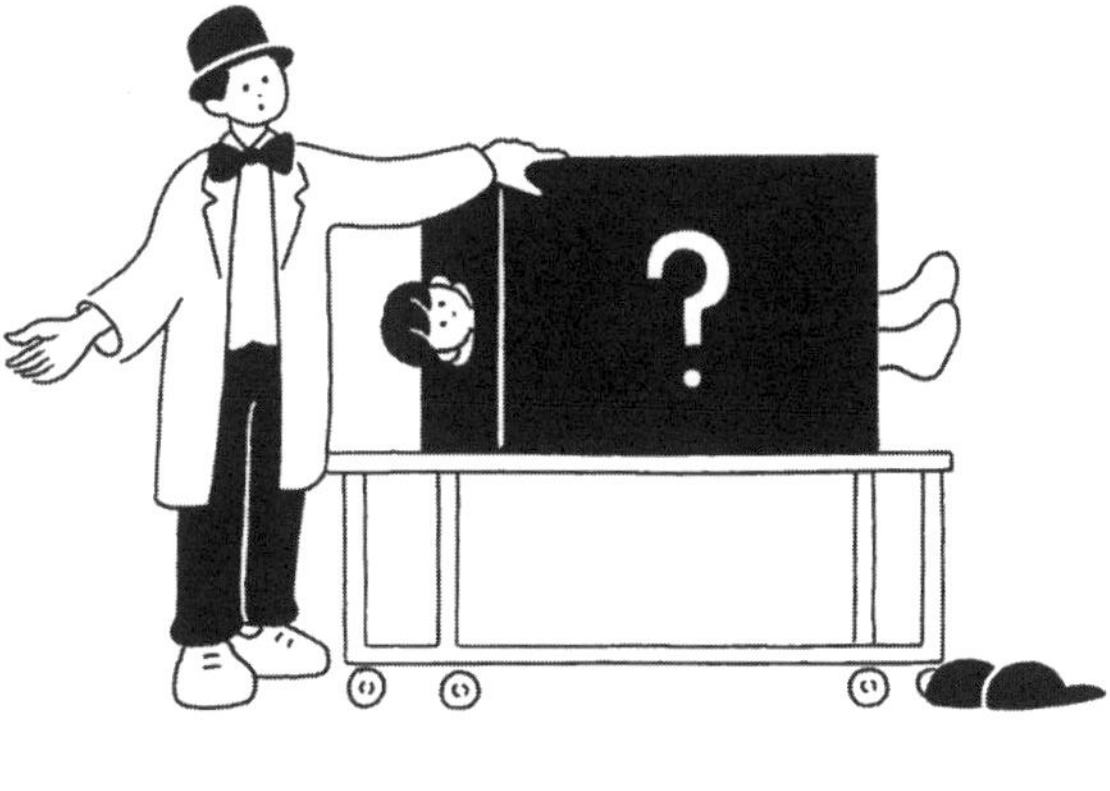

わった。

ぼくら医療者は、**観客が見たいと望むカラクリをとことん説明してかまわないし、説明したほうがいい。**

医療者は同時に、ハコの中で働いている「タネ」そのものでもある。「タネ」であることに奮闘している。「タネ」であろうとすることに忙しい。そのため、多くの「タネ」は自己紹介をしにハコの外へと飛び出てくることはしない。

そんな中、「タネ」の1割くらいは、人々に自らの正体を見せる用意がある。「タネ」を、見せる。それが書くということだ。

今後、医療はＡＩの躍進により、少しずつ、じわじわと変わっていくだろう。

ＡＩが医療のすべてを変えるとは思わないが、一部は確実に変わる。

医療におけるＡＩは、患者から得た膨大なデータを患者に還元するための仕組みが、人間の医者や医療者が行う医療行為とは少々異なる。

具体的にいうと、ＡＩというブラックボックスのハコは、開かない。

コンピュータの演算プロセスが複雑すぎて、ぼくらはＡＩがなぜその結論を導き出したのかという過程をおいかけることができない。

このことを、「AI医療は、タネがわからない手品を見せられるようなものだ」と例えることができる。おそらくぞっとする人もいるだろう。

けれども、今までの医療だって、ハコが開いていたとは言いがたい。

これを読んでいるみなさんのうち、何人が、インフルエンザの原因であるウイルスがどのように人にとりつくかをイメージできているだろうか。

何人が、ナロンエースとイブとコンタックとロキソニンの違いをご存じだろうか。

患者はいつだって、自分に起こっていることを知らないまま病気にかかり、治る。ときには、自分に起こっていることを知らないまま死んでいく。

テレビの仕組みを知らないままにテレビを楽しみ、スマホやインターネットの仕組みを知らないままにネットを楽しむのと同じだ。

それでかまわなかった。

というかあきらめていた。

「すべてを知りたい」と人々が言い始めたのは、あくまでごく最近のことだ。

今もなお、患者は多くを知らないまま病院にかかっている。

病気そのものについても知られていないことが山ほどあるし、病院内部のこともちっとも知られていないし、医者がどういうイキモノであるかも、何を考えてどう暮らしているかもほとんど知られていない。

AIを待たずとも、とっくにブラックボックスだった。

みなさんは、ハコの中に何物かを放り込んで、治れ、治れと念じる。ワンツースリー、最後にうまく治って出てきて大拍手。

治らなければショーはお開き。

そういうのはいやだなあ、というムードが少しずつ高まってきて、開いて見せたいよね、書きたいねと思う人たちが、ようやくそこら中に現れた。

SNSなどの発展によって、個別の患者の疑問や不安、不満や愚痴などが量的に爆発し、書き手のモチベーションはさらに強くなった。書いたものだって前よりずっと届きやすくなった。

ハコは少しだけ開けやすくなった。

まさにそんなタイミングで、まるでデウス・エクス・マキナのように登場したのがＡＩだ。

ＡＩは自らのハコを開けないまま、医療を進歩させるだけの腕力と説得力がある。

ＡＩを取り入れた新世代の医療が、ハコの中は見えないにしても、圧倒的に患者の満足度を上げてくれるならば、患者も医者もハコの中を見ないまま医療が進んでいく。マジックは感動的でさえあれば、タネがわからなくてもかまわない。

また、ハコを開けない時代に逆戻りするかもしれない。

そんな今、医者が「書く」ことに、どんな意味があるか。

ちょっと抽象的で申し訳ないのだけれど、たとえＡＩがこの先マジックの主流になるとしても、医療というものはそれよりはるかに大きいのではないかと思う。

医療とは、単なる「タネの入ったハコ」を指す言葉ではなく、「手品師と観客が盛り上がっている部屋そのもの」を指す言葉なんじゃないかな、と思っている。

つまり、医療というのはショーを演じるシアターそのものを指す概念なのではないか。

シアターの中心部で、ＡＩというハコが、決して中をのぞかせないメカニズムで観客たちに驚きと感動を与えている。

でも、その横で同時に、医療者たちは陽気に語り、華やかで切れ味のある手つきで、AIとは別種のアナログなショーで観客たちを喜ばせる。

ときに観客席とステージとが一体になりながら。

鳩が舞い、紙吹雪が舞う。

そういうのが将来の医療なのではないかな、と、ひどくぼんやりとした具体性に欠けるイメージを、今のぼくは持ち始めた。

将来、AIがハコを閉じてしまった医療世界においても、**「1割の医者」が書くべきことはまだまだいっぱいあるのではないか**、と、そんなことを考えている。

この本の後半に、ぼくが書いていく内容は、将来みなさんが「医療というシアター」を体験する上で

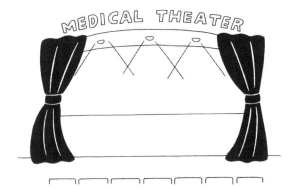

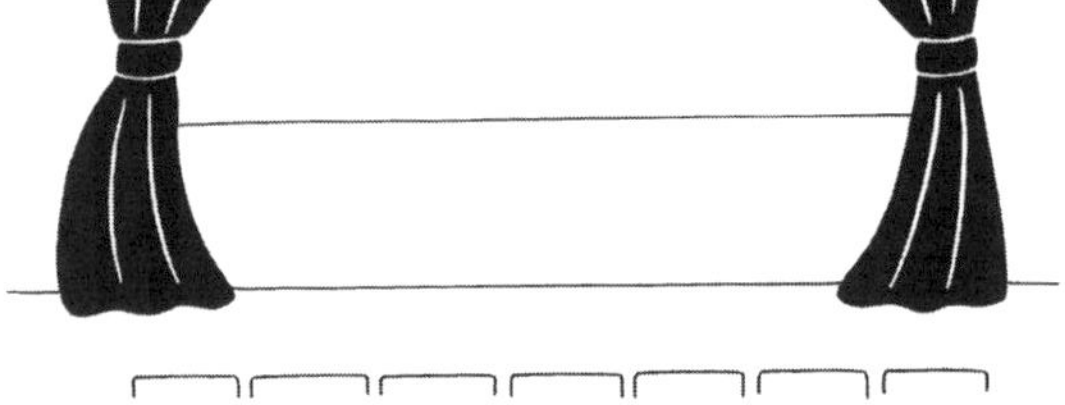

役に立つナニモノカになるかもしれない。

少なくともぼくは、医療者たちが今まで使ってきたタネをちょっとずつ見せようという気にはなっている。

これが編集者氏の思惑なのだとしたら、たいした劇場支配人っぷりだ。

ぼくはこの本の着地点が少しずつ見えてきた。

第3章

“病気になる”のホント

医療シアターへようこそ

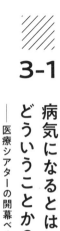

3-1 病気になるとはどういうことか?

──医療シアターの開幕ベル

医療というシアターには、マジシャンだけではなく、さまざまな俳優が参加する。医療の不透明性を例えるために、マジックという表現を用いたが、実際にこのシアターで行われているのはもっと大きな演目だ。マジック的な要素があることは間違いないが、ショーはむしろ**人間ドラマ**として進んでいく。多くの登場人物が現れる。

医療を演劇に例えるとき、よく言われるのは、「患者こそが主役」だということ。医療者たちと協力しながら、病を打ち倒すのは、患者だ。人生劇場の主役があなた自身であるのと同様に、病気と戦うときもやはり主人公はあなた自身でなければならない。

ただし患者は舞台の主演俳優であると同時に、観客としての側面も持ち合わせているように考える。

自分のわからないところでコトが進む感覚

医療シアターには、患者自身が主演俳優として参加する。

それは事実だ。

けれどもぼくは、さらに思う。

患者は、病気というアクの強い共演者を前に、自分が言うべきセリフがわからない。動き方も知らない。どんな表情をして、誰に助けを求めていいのかもわからない。

舞台上で、ろくにリハーサルもない状態で、唐突に、**「あなたが主演です」**と言われてしまう。

このとき、患者は、舞台上で演じる自分の姿を、どう認識するだろう。

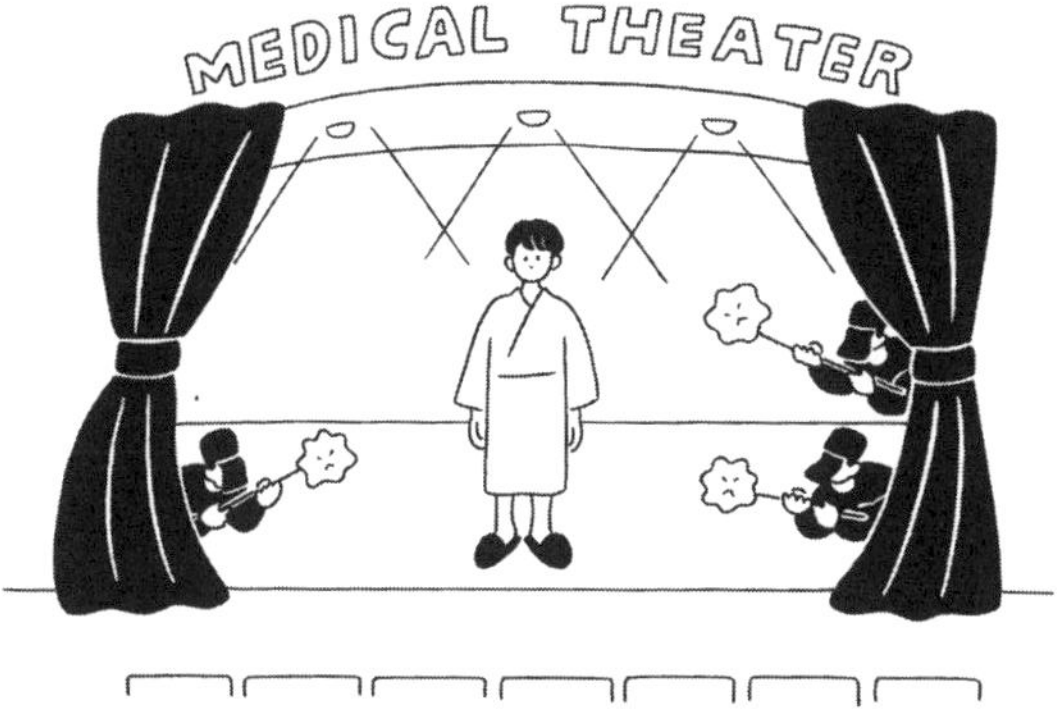

まるで他人事のように、観客席から眺めているような気分になったりはしないだろうか。

病気のエピソードではないが、思い出話をする。

20年ほど前のこと。ぼくは雪道で衝突事故を起こした。とは言っても、現在このように元気に暮らしているわけで、たいした事故ではなかった。コツン、程度ではあった。それでもぼくは、今でもあのときの風景をはっきりと思い出せる。

真冬だった。

ぼくは車に乗って、行きつけの歯医者に向かっていた。

朝から降り続いていた雪がどんどん強くなっていた。おまけに風も強かった。吹雪そのものに加えて、除雪車が道路の両脇に積み上げた雪の山から、雪のクズが車道に向かってびゅんびゅん飛ばされていた。

フロントガラスに見える視界はほとんど真っ白。ホワイトアウトというやつだ。

幹線道路はまだなんとか走れたのだが、歯医者のある区画に向かおうと小道に入ると、道も空も道路脇の雪も、すべて真っ白。これはひどいな、と思った。ヘッドライトをつけてのろのろと走った。

気づいたときにはもう目の前にワンボックスカーが横から走り込んできていた。交差点であることすらわからなかった。信号のない住宅街の小道で、右側から突然。

ぼくはまったく見えていなかった。色は白だったと思うが、それすらも雪の色と勘違いしているかもしれない。そこはよく覚えていない。

おそらく20キロもスピードを出していなかったはずだ。それくらいひどい吹雪だった。だから、ブレーキをかけると車はわりとすぐに停まった。……ゴン、という鈍い感触がハンドルから伝わってきたけれど。

猛吹雪の中、ぼくも、先方の車に乗っている人も、あわてて車を降りた。ぼくらはお互いに挨拶を交わしたのだが、とにかく雪がひどくてまともに会話もできない。しょうがなく、相手の車の中で少し相談をした。

「まったく見えませんでした」

今でも覚えている。確かにぼくらは、ハモった。

相手が少し悪気のあるタイプの人間だったら、ぼったくられていても不思議はなかった。その意味では運が良かったのだろう。ぼくらはどちらも、「大事故にならなくてよかった」ことを安心する善良で気弱な青年に過ぎなかった。

警察に電話をして、事故処理をしつつ、たしか責任分配は50:50みたいなかんじになった。お互いの車にはほとんどキズが付かなかったことも幸いした。……雪まみれだったからか、低速だったからか、それはわからない。

そして、ぼくがこの話で、一番強く思い出せるのは、衝突する寸前の「ぼくの姿」だ。ぼくは、自分の車が雪道を滑りながら、少しずつ相手の車に衝突していくシーンを、まるで上空から俯瞰したようなカメラワークで、鮮烈に覚えているのである。相手の運転手と車の中で相談しているシーンも、警察官に状況を説明しているシーンも、全部だ。別に記憶がねじ曲げられてこうなっているわけではない。

事故ったまさにその瞬間、自分をどこか上の方から見下ろしているような感覚になった。とても不思議だった。

なんと言ったらいいだろう。

確かに自分が引き起こした事故ではあったのだけれども、**自分のあずかりしらぬところですべてが動いているような感覚**、とでもいおうか。

白のビロードのような眼前に突然現れた、ワンボックス。あわてて踏んだブレーキ。急停車。慣性の法則というのはいかんともしがたい。

おまけに雪道だ。もっと激しく滑ってもまったくおかしくなかった。

ふくらまなかったエアバッグ。

さほど食い込まなかったシートベルト。

運転席で運命を悟った二人の男。

偶然、助かった。

この事故の主人公はぼくと相手の運転手だ。それは間違いない。

けれどもぼくは同時に、「自分ではどうにもならない偶然でできあがった強制イベントだなあ……」みたいな、冷めた目線で演目を眺める観客でもあった。

あの雪の日、小さな交通事故の真っ最中、ぼくは自分の姿を、あきらめ気味に鳥瞰していた。

何かイヤなことがあったとき、なぐさめのセリフとして有名なもののひとつに、「交通事故にあったと思って忘れなさい」というのがある。ぼくはこの言葉があまり好きではない。

だって、交通事故ってめちゃくちゃ覚えているから。忘れようとしても忘れられないのだから。

なぜ忘れられないのかな、と考えてみる。

おそらく、交通事故というのは、自分ではどうにもならない瞬間に満ちあふれているからではないか。ひとつひとつの映像が、「なんでだよ」「どうしてだよ」「そんなこと考えもしなかったよ」みたいな字幕とセットになって、心に焼きつく。

この理不尽さは、病気にも共通するように思う。

誰もが医療シアターに目を奪われる

ぼくは今まで、世間の人々は、少なくとも健康でいる限り、病気にさほど関心がないだろう、と思っていた。

だって、元気なのに病気のことを考えているなんて、なんだか暗いし、損な感じがして、イヤではないか。

自分が元気なときにはなるべく医療シアターを見に行かない。

それが普通だろう。

このシアターでは、悲喜こもごもの感情が幾重にも重層化して上演されている。見ればたいていの人はさまざまなことを考える。多くの影響を受ける。後々の役に立つことは間違いない。

けれども、ハードルが高い。

内容が重い。

わざわざ悩むためにお芝居を見に行くというのは、けっこうなストレスだ。

だから、正直、この本では、あまり病気のことには触れなくてもいいかな、基本的にぼくの仕事の話などをエッセイテイストで書けばいいんだろうな、と考えていた。

ところが編集者氏から送られてきた第3章の最初の小見出し案には、

「世間の人々の関心は『がん』がトップ」

とあったのだ。

そこでぼくは胸を突かれた。

関心……。そうか。

ぼくが思っているよりもずっと、人々は病気に興味があるのかもしれない。


きっと、人々は、健康なときにあえて、医療シアターを「見に行きたいとは思わない」。けれど、「つい、のぞいてしまう」のだろう。


本当は、病気のことなんぞ考えながら毎日を過ごしたくはない。

今が楽しいならば、せっかくの楽しい気分を削がれるだろうし、ほかに辛いことがあるならば、わざわざ別に辛そうなことを思い浮かべなくてもよい。

けれども、上演されている演目のおおまかな内容が、噂で伝え聞こえてくることは、わりとよくある。


ときにそれはひどくスキャンダラスだ。

あなたは関心を奪われる。

主演俳優のひとりが、極めて有名で、いかにも巨悪といった立ち居振る舞いらしい、などということも聞こえてくる。あなたはつい興味をひかれてしまう。

こっそりと、シアターの外から、中をのぞき見してみようかな。

すでに演目を見た人に、だいたいの内容を聞いてみるのもいいかな。

「どっぷり浸って見る気はなかなか起きないけど、のぞき見くらいはしたい」という感情。


前章の最後に、ぼくは「マジックのタネを明かしていきたい」と言ったが、舞台をよくみるためには、タネ（＝医療のメカニズム）だけではなく、出演する俳優たち（医療を構成する要素）についても説明しておいたほうが親切だろう。

あの冬の日のことを思い出しながら、ぼくはじわじわと考え始めた。

「マジックのタネ」以外の要素には、次のようなものがある。

・主演俳優である、患者。
・患者と同時に、ダブル主演を演じる、病気。
・患者と病気に関わりながら、狂言回し（かつマジシャン）として舞台を彩る、医療者。

これらをすべて説明して、はじめて、「医療シアターの見方」がわかってくる。

医療者については、序章から第2章まで、編集者氏の出したお題と戦いながらも、それなりに正直に書いてきた。

だったら次は、何を書く？

3-2 みんなが気になる「がん」とは、どんな病気なんだろう？

――悪役たちがステージに立つ

編集者氏の出したお題の中に、

「世間の人々の関心は『がん』がトップ」

というのがあった。これをぼくなりに言い換えると、

「医療シアターの名悪役は『がん』である」

になる。

「がん」の出てくる演目には悲しきスター性がある。

「がん」は誰もが認める悪役だ。**圧倒的である。**実際、多くの人は、「がんが登場したらもうクライマックス」と思い込んでいるふしがある。

けれどもそれは誤解だ。がんの演じる舞台の上演時間は、ほかの悪役（病気）が演じる舞台に比べると、平均して長い。

まず、このあたりの誤解を解いておかないといけない。

ぼくはまず「がん」という悪役について書くことにしよう。

―がんになるとはどういうことか？

「がん」が参加して演じる芝居は、一大叙事詩である。

出演する俳優の数も段違いに多く、展開も複雑だ。

ぼくの尊敬する元・生命科学研究者の牧野曜という人（ぼくと一緒にポッドキャスト「いんよう！」という番組をやっています）は、かつて、人体の中で起こっていることを「群像劇だよね」と話していた。

ぼくは感心した。おっしゃる通りである。

「がん」は確かに巨悪なのだが、**ゴジラみたいにいきなり町を踏みつぶしてすべてを終わらせてしまうようないちキャラクターではない。**

どちらかというと、戦略と知謀に長けた司令官が率いる、強大な軍隊のイメージだ。

「がん」との戦いは、1対1の決闘方式では描けない。戦記物になる。

敵は大軍。

そして、患者も一人ではない。

患者の体内には、白血球やマクロファージ、樹状細胞などの多くの軍隊がいる。がん細胞たちが舞台に上がるとき、これらの免疫細胞たちが対峙して、にらみ合う。

ここに医療者たちが参戦する。

医療者たちは、軍隊を率いて効率的にがんを倒すために、司令官の役割を果たしたり、ときに飛行機に乗って敵の軍隊に爆弾を落としたり、あるいは味方の軍隊たちに食事を提供する後方支援を行ったりと、陰に日向に活躍する。

医療シアターは、まるで関ヶ原とか川中島の合戦場のような様相を示す。

関ヶ原というと、趨勢が半日で決してしまった短い戦争だと思っている人もいるかもしれない。

でも、徳川家康と石田三成が関ヶ原の戦いに至るまでに、まさに大河ドラマ的な数々のやりとりがあちこちで繰り返されたように。

がんとの戦いも基本的には長くなる。

関ヶ原のように、一方が一方を打ち倒して決着する物語は、むしろシンプルな方だ。川中島で武田軍と上杉軍が都合5回にわたってにらみ合い、決着がつかなかったときのように、長く膠着状態に陥ったまま、お互いに勢力を保ったままで、均衡ゆえの不思議な平和が見えてくることもある。

がんと戦うというのはつまりそういうことなのである。

これはぼくの勝手な推測でしかないのだが、多くの人は、がんにかかると**「もう終わりだ」**という気分になってはいないだろうか？

でも、がんが戦記物であり、一大絵巻であり、長編の大河ドラマであるとわかっていると、いざ自分ががんという悪役をみたときの印象が変わる。

少なくとも、「がんにかかったらもう終わり」という悲観で全てを塗りつぶしてしまうのは、もったいない。**そこからの物語は長く、展開は複雑なのである。**

逆に、「がんを治したから一件落着」ともいかない場合がある。がんは、治るか治らないかという二元論だと本質を見誤りやすい。

戦い方にもいろいろある。

「がんとは戦うな」的な非戦論には、一理あるが、一理しかない。「軍事力を持った上で、積極的な戦闘をせず、外交交渉を繰り返す」という非戦であればまだ理解できるが、「いっさいの軍事力を放棄して、がんが自分を襲うがままにする」というのは、「戦法」ではなくて「投げやりなだけ」に思える。

医療シアターにがんが登場すると、劇はとても濃密になる。安直なハッピーエンドもバッドエンドもなかなか見えてこない。

だからこそ、知識が必要だ。がんとの戦争は情報戦でもある。

知識がなく、台本もなく、うっかり舞台に上がってしまった自分の姿を、観客席から客観的に眺めるというのは、とてもしんどいことだ。

では、どうやって、がんをはじめとする疾病の知識を得ればよいのか。

また、知識を得ることで、ぼくらにどんなメリットがあるのか。

ぼくらは、誰もが、「がんと戦う芝居」の主役を自ら演じる可能性がある。

国立がん研究センターの資料によれば、国民の2人に1人が「がんにかかる」時代だ。

ただ、「がんで死ぬ」確率はもう少し低い。男性では4人に1人、女性では6人に1人くらい。

2人に1人ががんにかかる割には、がんが死因になるケースが少ないことにお気づきだろうか。

早期発見・早期治療によってがんが完治するケースが増えているということだ。また、がんを持ったまま生きながらえて、別の病気で亡くなることもある。

……数字が出てくると途端にわかりにくくなるなあ。

数字に頼る書き方はやめよう。

この本は教科書ではないのだから、もう少しわかりやすい話に絞って書くことにする。

なお、より詳しいがんの知識が（数字込みで）欲しい人は、がん情報ドットジェーピー(ganjoho.jp）がおすすめだ。正式名称を、国立がん研究センターがん情報サービスという。このサイト、情報の信頼度が極めて高い。

ちなみにぼくも先日、病理学の教科書を書いた。照林社という会社から出た（『はじめまして病理学』照林社・2021年11月刊行)。

看護学生向けに書いた本で、一般の方々にもお読みいただけるはずだ。よかったらそっちも読んでみてほしい。もう少し病気についての解説が丁寧に書いてある。

……これくらいの宣伝は許してもらえるだろうか。

先日読んだ俳優・堺雅人氏のエッセイに、その時々で上演されている舞台やドラマの宣伝が書いてあった。ぼくはそれを読んで、「エッセイに他作の宣伝を入れてもらえると、そちらにも興味をひかれるなぁ」と思った。

プロの俳優さんのエッセイ（しかもおもしろい）と、自分の本とを比較するのは、ちょっとおこがましすぎる気もするけれど、真似をしてみた。

話を戻す。

今や2人に1人ががんにかかる、などと書くと、たまに**「現代人はがんにかかりやすくなったのですか？」**と聞かれることがある。

それは違う。

現代人が特にがんにかかりやすくなったわけではないし、今の人たちが昔に比べて「発がん物質」を多く摂取しているわけでもない。

「がん」が舞台に上がる可能性が増えた理由は別にある。それは、「がん以外の病気で死ぬ確率が減ったから」だ。

かつて、医療シアターに登場する悪役の中で最強だったのは、**「結核」**である。東京都健康安全研究センターの資料によれば、1943年（終戦の2年前）には、日本全国で17万人もの人々が結核により死んでいたそうだ。おまけに30歳弱の人々が多く亡くなっている。なんとも痛ましい話だ。

ひとたび結核が舞台に上がると、医療シアターはもはや最終章の様相を呈し、閉幕を待つのみであった。

ステージの袖には、脳梗塞や心筋梗塞のような役者たちや、がんという有名な悪役が出番を待っていたのだが、結核が舞台上の登場人物をみんなたたき斬ってしまって、公演は終了した。

けれども、マジシャンの手に**抗生剤**という強力なタネが手に入ると、結核という最強の悪役に渡り合う手段ができた。結核が出てきても、舞台は終わらなくなった。

今では結核が舞台に上がる機会自体がぐっと減った。まあ、いまだに現役ではあるので、ぼくらは結核というクセのあるヒールがいつ現れてもいいように準備を怠らない。

結核以外の悪役たちについても、登場頻度が少しずつ変わってきている。

たとえば、心筋梗塞や脳梗塞、脳出血などの病気。

これらは今でもメインの悪役ではあるのだが、食事や運動による高血圧の予防、生活習慣の改善、タバコを忌避する風潮などで、じわじわと出場機会が減ってきている。

医療技術の発達によって、狭心症や心筋梗塞の人たちを生き長らえさせることが可能になったことも大きい。

昔、人生の序盤から中盤において猛威を振るっていた悪役たちが、医療や行政の力で、少しずつ登場機会を減らしたり、登場してもお芝居を終わらせなくて済むようになった。

そのため、人生の後半にならないと登場しないはずの「がん」が、舞台に上がる機会が増えたのである。

ロングラン公演中である医療シアター。公演が長引くほどに、最強の悪役「がん」が登場する確率が増えていく。

でも、よくよく医療シアターを眺めてみると、実はぼくらが生まれてから今に至るまで、幾度となく、「がん」は舞台に上がっている。

このことは、相当な「観劇のプロ」でなければ、まず気づかない。**実を言うと肉眼では気づけない。**それくらい登場時間が短い。

なぜかというと、がんが登場するやいなや、舞台にいるほかの登場人物、たとえば免疫細胞たちが、あっさりとがんを倒してしまうからだ。時代劇の序盤で登場するチンピラたちみたいなかんじ。あっさりと主人公に斬り倒されてしまう。観客の記憶に残らない。

がんは、悪役であることは間違いないのだが、元々は最強でもなんでもない。がんは、日常的に体の中で生まれては免疫によって倒されている、ザコキャラだったのだ。街中でたまに見かける、ちょっと不良ぎみのチンピラみたいなものだ。

チンピラたちは毎日のように、医療シアターのすみっこで、現れては倒されていく。舞台演出はザコにスポットライトを当てないので、観客もチンピラたちに気づくことはない。

ところが、何十年と上演を続けていくと、まれに、**「免疫細胞の攻撃をうまいこと避けて逃げ延びるチンピラ」**が出てくる。

そういうやつらは、潜伏して、こっそりと徒党を組み、大軍を組織して、人体に総攻撃をかけはじめ、ステージの上で大きな存在感を放つようになる。

これこそが、ぼくらが「おそろしいがん」として認識しているものだ。

そう、ぼくらが「がん」と呼んでいるものは、人体の中に出現するがんの中でも、**運良く生き延びたごく一握りの特殊なやつら**なのだ。エリートと呼ぶこともできよう。チンピラ出身だが、ぼくらが存在に気づいた頃には、すでにマフィアとなっている。

チンピラは、徒党を組む前だと目に見えないほど小さくて、ほとんど認識できない。

かといって、強大なマフィアとなってからでは、その対処はとても面倒なことになる。

できれば、**ヤクザになりマフィアになる前に倒しておく**に限る。実際に、ぼくらの体の中で免疫細胞たちは日々そういうことをやってくれている。

チンピラがヤクザになる前に倒したり、そもそもチンピラが現れないように環境整備をできないだろうか。

これが**「がん予防」**という概念だ。

ヤクザがまだ小規模のうちに倒せたら、すなわち、世界を股にかけるマフィアになる前に倒せれば、それでもいい。

これは**「がんの早期発見と早期治療」**という概念に相当する。

ぼくら医療者は、舞台に上がり続けて倒され続けているチンピラのうち、いったい誰が将来大きなヤクザ、マフィアとなって医療シアターで猛威を振るうのかを、予測したい。

たとえば、チンピラが出現しやすい環境というのがある。例えるならば、治安の悪さみたいなものだ。治安が悪くて多くのチンピラが現れれば、それだけ将来ヤクザになる可能性が増すであろう。

タバコを吸っていると、**喉頭、食道、肺あたりから、「扁平上皮癌」というタイプのチンピラ**が出てきて、生き延びて徒党を組む可能性が上がる。

ヒトパピローマウイルス（ＨＰＶ）というウイルスに感染していると、**子宮頸部から「扁平上皮癌」というタイプのチンピラ**が出てきやすくなる（だからＨＰＶワクチンでウイルス感染を防ぐと子宮頸癌の予防に役立つ）。

B型肝炎ウイルスに感染していると、**肝臓から「肝細胞癌」というタイプのチンピラが**出てきやすくなる。

これらは、過去にさまざまな医療者たちが、「チンピラが生まれやすい状況」を調べた結果、わかったリスクたちだ。

いずれも、「可能性が上がる」とか、「出てきやすくなる」までしか言えないのが悲しいが、それでもだいぶ立派な成果である。

ただし、タバコやウイルスの攻撃を完全に避けていたとしても、チンピラは人体のあちこちで今日も生まれている。どれだけ日本の治安が良くなっても、世の中から不良がいなくならないのと似ている。

知ることが大きな武器になる

ここで、ちょっと余談。ぼくは今、きちんとした数字や根拠を詳述せず、たとえ話を軸にして医療シアターの話を書き進めている。

このやり方には問題もある。都合良くやさしいイメージを追いかけるあまり、本当に体の中に起こっていることがかえって理解できなくなってしまうことがあるからだ。

医療を支えているのは科学である。

いずれはみなさんに、医学のことをきちんと学んでほしい。そうしないと、病気という敵軍と正しく戦うことはできない。

「敵を知り、己を知る」こそが、兵法の大原則だ。正しく知ることは、武器になる。

ただし、知るためには順序というものがあるのも、また事実。

あなたに、ある動物のことをお話ししよう。

ちょっと想像してみてほしい。

その動物は口の中に大量の歯がある。

口は鋭く尖っている。

口は体のいちばん先頭についている。胴体は細長くて、一番うしろにシッポがついている。

手足はない。

代わりにヒレがある。
実は海の中で泳いでいる。
ヒレの一部は海の上に飛び出ていることがある。

……このように、物事を説明するために、部分をどんどん積み上げていくやり方がある。けれど、実はもっと簡単な方法がある。

それはこうだ。

あなたに、ある動物のことを教えよう。それはシャチという動物だ（と言って絵を見せる）。

先に名前を伝えて、絵を見せたほうが、圧倒的に早い。

もちろん、シャチという名前を聞き、絵をみたからといって、あなたはシャチの詳しい姿をすぐに覚えられるわけではない。事実、あなたはシャチの口の中にどれくらいの歯がどのように生えているか、一枚の絵を見ただけではわからないだろう。

でも、正確に部分を積み上げていけばすべてが伝わるというわけでもない。


そもそも、最初、あなたはどんな動物を思い浮かべたろうか？

シャチではなく、サメのことを想像しなかったか？

「手足がない」の前まではワニを想像していなかったか？


細かい情報を積み重ねていくよりも、一枚の絵が役に立つことがある。


ぼくらは、医療シアターで主演を演じると同時に、それを客席から眺める観客でもある。ハッピーエンドになるのか、バッドエンドになるのかわからない。フィクションであればハラハラドキドキしてさぞかし楽しいだろう。でも、舞台に上がっている主演俳優はほかならぬ自分自身であるし、これは現在進行形で進んでいくノンフィクションだ。

結末がとても気になる。楽しむどころではない。

その気持ちを**「不安」**という。

病気を前にして不安を感じる人々に、がんとはこのような病気であると細かく医学的な説明をすることは、シャチをパーツごとに語るようなものだとぼくは考えている。

増殖異常、分化異常、不死化、浸潤・転移能という専門用語を覚えたところで、がんが舞台上でどのように振る舞うのかをイメージしたり、体内の免疫細胞や医療者たちがどのように立ち回るのかを考えたりするのは困難である。まして、この演目がどのように展開するのかなどは、ほとんど見えてこない。

だから、ぼくは、まずあなた方の脳内に、「おおまかな見取り図を描くこと」から始めるのがよいのではないか、と考えている。

医療シアターに登場する悪役が徒党を組んで、人体の免疫細胞たちや医療者たちと戦う風景を、関ヶ原や川中島になぞらえて、漠然と思い浮かべてもらいたい。

「がん」は、群像劇を演じる役者集団だということ。

それがわかるだけでも、だいぶ得られるものがある。

序章でちょっとだけ、腫瘍内科医のエピソードを書いたのを覚えているだろうか？

ぼくが彼の開いた研究会に参加したときのテーマは、「医療者がこの先、がん教育にどのように関わっていくか」だった。

今、小学校、中学校、高校にそれぞれ対応した「がん教育」がスタートし始めている。

文部科学省が中心になって、ガイドラインが策定され、全国でがん教育に向けた準備が動いている。

あるいは、みなさんがこの本を読む頃には、報道などでもだいぶ取り上げられているかもしれないし、まだ現場がアップアップで、そこまで議論にはなっていないかもしれないが、**がん教育が今より広く導入される**こと自体は間違いがない。

現在ぼくが知る限りの話をすると、カリキュラムはなかなか複雑で、最初は「がんとはどういう病気なのか」、「がんを防ぐにはどうしたらよいのか」、「がんにかかったらどうすればよいのか」みたいなことを漠然と習うが、小学校高学年くらいになるとすでにかなりレベルの高い授業も行われる予定である。

すなわち、これから小学校に入学するお子様たちは、「がん」について、ある程度統一したカリキュラムの元に勉強をする機会がある。

もちろん、学校で習ったからといって、すべての子どもが等しくがんの知識を得られるようにはならない。かけ算や割り算にも修得の差があるのといっしょだ。

それでも、「習ったことがある」というのは大きな武器になる。少なくとも、頭の中に、「がんとはどういう病気なのか」が、ぼくらよりも強く正しくイメージされている子どもたちが今後増えていくだろうと思う。

子どもたちは、小学校の中学年くらいから、高校2年生くらいまで、すなわち8~9年くらいをかけて、じっくりとがん教育を受ける。

だったら、あと10年くらいのうちに、大人たちもまた、「子どもにしっかり教えられる程度のがんの知識」を身につけたほうがよい。

病気にかかる不安というのは、いくつかの成分に分解することができる。

- **病気自体がわからないから不安になる**
- **どんな治療をするかわからないから不安になる**
- **将来どうなるかわからないから不安になる**

これらはそれぞれ、医療シアターの敵役(病気)を知ること、味方役(自分の免疫細胞や、医療者)を知ること、及び、舞台がどのような展開を見せるか予測することによって、解消される。

これらを、分解したまま、ひとつひとつ学んでいこうとすると大変だ。10年かかってもすべて見通せるかどうかわからない。10年では足りないかもしれない。だからこそ、ぼくはこの本で、「全体を演劇に例えたままイメージし、イメージの細部を詰めていく」という方法をとる。

3-3 病気と戦うには「診断」が必要だ
――名乗りを上げろ、旗を立てろ

医療シアターで、患者はポツンと孤独にたたずんでいるわけではない。軍隊を組んでいる。

自軍の兵士たちは、さまざまな役職についている。たとえば免疫細胞だけ考えても、非常に多彩な役割をもった細胞たちがいる。

白血球という細胞がいる。白血球はさらに好中球とリンパ球と単球と好酸球と好塩基球にわかれる。リンパ球はさらにTリンパ球とBリンパ球にわかれる。Tリンパ球はまたまたキラーTリンパ球とヘルパーTリンパ球とレギュラトリーTリンパ球にわかれる。

ああ、もうきりがないのである。

これらを全部覚えようというのは無謀なことだ。やめておいたほうがいい……。

（と、マンガ『はたらく細胞』が出る前までは、あきらめていた。あの作品を見て、複雑な医学を説明する手法にひとつの希望が持てた気がする。まったくすばらしい作品だ。

「よう先輩」〈牧野曜氏〉も言っていたが、群像劇というのはマンガとかアニメにすることで、確実に理解しやすくなる。ありがたいことだ）

がんをはじめとする病気もまた、徒党を組み、軍隊となって我らに対峙している。個別に暗記しなくてもよいが、イメージをもとう。

無数の登場人物たちが、敵味方入り乱れて、ぐっちゃぐちゃに戦っているのが、医療シアターの主演目。

渦中にいる人々にとって、全体の戦況などというものはまったく把握できない。

特に、主演俳優である患者は、舞台上で戦うだけで手一杯である。戦況を把握することなどまるでできない。

前の項から述べているように、患者は観客席から両軍の戦いを不安そうに眺めている観客でもある。多少は俯瞰して見られる。ただ、悲しいかな、病気の知識がなく、敵味方を見分ける方法も、シナリオの展開も知らない。

漠然と戦いが起こっていることはわかるし、そこかしこに痛みなどの症状が出ていることもわかるが、詳細な戦術のやりとりや、今後の見通しなどは、うまくつかめない。

では、どうしたら良いか？　そこに登場するプロが、医療者である。

医者の仕事というと「治療」が有名だ。ただ、治療だけではない。

治療というのは、いってみれば、敵軍の動向を見定めて、敵のいる場所だけを的確にミサイルで狙い撃つような作業だ。

確実に効果を上げようと思ったら、**敵軍がどのように広がっているかを見定めること**が先決である。

ときに、戦いの趨勢を眺めていると、体内の免疫細胞をはじめとする平和維持部隊が非常に優勢で、医療者が特に何もしなくても病気を一掃できそうなことも多い。このようなときには、そもそもミサイル投下は必要ないと判断する。

はたまた、敵が装甲車のようなもので完全武装していて、ミサイルが効かなそうだな、とわかるときもある。その場合には、たとえば水攻めをするとか、食料補給用のルートを断って兵糧攻めにするなど、攻め方を変えたほうがいいかもしれない。治療の種類にもいろいろと選択肢がある。

敵軍が大量だからと言って、とんでもなく威力の強い爆弾を落としてしまったら、敵軍はおろか自軍も全滅してしまうかもしれない。かといって、手加減しすぎて、敵を倒せなくても意味がない。治療の程度を決めるにもいろいろと戦略がある。

そこで医療者は、**敵と味方の勢力図を描く**。

戦いを始める前に、まず戦況を見定めることから始めるのである。

敵軍がどこにどれだけ兵士を配置しているか。

患者自身はどれだけ兵力を持っているか。

お互い、どの領域を占領し、どこがウィークポイントであるか。

敵が持っている武器は何か。

これらを事細かに調べ上げること。これこそが「診断」である。

診断というのは単に病名を決める作業ではない。

病名の決定というのは、攻めてきたのが武田軍なのか、浅井朝倉連合軍なのか、一向一揆の勢力なのかを見定めるようなものだ。戦略を決める上で、非常に重要なことは間違いない。

けれども、病名と同じくらい、**病勢を知ること**も重要だ。相手の兵力が多ければそれだけ慎重な対処をしなければいけないし、強力な武器を用いる必要も出てくる。

「診断」の重要性を思い知った話

ひとつ思い出話をする。

今から13年ほど前。ぼくは腰痛に苦しんでいた。以前の章で頚椎症の話をしたが、それより前には腰痛もやっていたのである。

13年前、ぼくは30歳。激しい腰痛が出るにはまだ少し若いなと思ったが、いかんともしがたい。

どうせ運動不足と長時間デスクワークの併せ技だろう。自分ではそのように「診断」した。

しかしぼくは所詮、筋肉や関節については素人だ。

ぼくの診断は、「腰が痛いから腰痛だ」という、いってみれば子どもでもわかるような安直なもの。原因も「運動不足とデスクワーク」。なんだか具体性に欠ける。

腰を回したり、ときどき歩いたり、湿布をはったりと、ぼくはぼくなりに治療を試みるのだが、いっこうによくならない。

あまりにひどかったのでぼくは整形外科を受診した。

すると、整形外科医がひとりの理学療法士を紹介してくれた。リハビリの専門家であり、スポーツ医学などにも詳しく、いってみれば筋肉や関節のスペシャリストだ。

しかしぼくは最初、彼のことを、正直、なめていた。まったく恥ずかしい話であるが、30歳のぼくは、整形領域の仕事をあまりに知らなかったため、理学療法士のことを「マッサージがうまい人たち」くらいにしか思っていなかったのだ。

彼はまずぼくの腰を触り、次に腰の周囲についている筋肉をひとつひとつ確かめながら、ぼくの生活スタイルなどを詳細に尋ねた。ぼくはといえば、自分の生活がどれだけ腰痛に関係するものなのかと、半信半疑で彼の質問に答えた。

すると彼はこう言ったのだ。

「あなたの痛い場所は腰ですから、確かに『腰痛』なのですが、原因は腰じゃなくて、太ももの裏側にありますね」

えっ！

思ってもいなかったひと言にぼくはたじろいだ。

「太ももの裏側の筋肉というのは、一部がおしりの筋肉につながって、腰の骨に付着しています。あなたの場合は、この太ももの筋肉が、長時間のデスクワークと運動不足のせいで、ガチガチに硬くなっています。すると、硬くなった筋肉が、腰の骨を足の方に向かって引っ張ります。ですから、筋肉と腰の骨のくっついている部分……つまり腰のスジが、痛くなります」

まさに、脳にカミナリが落ちた。なんてことだ。腰の痛みなのに、腰に原因があるわけじゃないのか！

そして彼はすかさず言ったのだ。

「つまりですね……あなたの場合は、腰を曲げ伸ばしするストレッチもやっていいのですが、もっと効果的なストレッチがあります。それは、前屈です。ほら、運動するときに、足を前に投げ出して座って、足の指をつかもうと前屈するやつ、あるでしょう。あれをやってください。すると、太ももの裏側が伸びますから」

伸びる。なるほど。するとどうなる？

「太ももの裏側がガチガチになっている状態が解消すれば、つまり、あなたの筋肉が柔軟性を取り戻せば、あなたの腰痛は治ります」

かくしてぼくは、毎日寝る前、朝起きたとき、そして職場で少し座る時間が長くなったときに、前屈を繰り返し行った。

ものの10日くらいで腰痛は治った。ぼくは本当に驚いてしまった。

これが「診断」だ、と肌で感じた。

患者であったぼくが、観客席から、「腰が痛そうだからこれは腰痛だな」とか言っていたのは、診断ではなかった。

症状のことを知り、病の原因がどこにあるかを考える。そして、病の原因に応じた適切な対処を施す。

これこそが医療ではないか。

ぼくはあのときのことが忘れられない。症状に悩んでいた自分は確かに不安の中にいた。

ぼくは当時すでに医者であったし、本気で調べればあるいは腰痛の原因として太ももの裏が硬くなることまでは列挙できるだけの検索能力はあった。それでも、思う。おそらく何度同じ体験をしても、ぼくは決して、自分だけでは正しい診断にたどり着けない。

なぜならば、いかにぼくが医者であっても、患者である以上はあくまで主演俳優であり、不安におびえる観客でしかない。**医療者として自らを冷静に評価し、分析することは難しい。**

そして。

腰痛に限らない。腹痛も、息切れも、めまいも、あるいは胸痛とか呼吸困難なども、あらゆる「症状」は、患者に医療者がきちんと寄り添って分析することで、はじめて「病気」として全貌を見せてくれるのだ。

がんの診断から治療まで

ここで話を「がん」に戻す。

超有名俳優である「がん」が悪役としてステージに上がった最初、患者はがんに気づいていないことが多い。

がんは、小さいうちは、ほとんどどこも破壊していない。チンピラとしての勢力が小さく、局所で小競り合いをする程度で、舞台全体に影響を及ぼさない。

この時期にがんを見つけることがいわゆる**「早期発見」**。ただし、早期発見の意義はよく考えてみるとなかなか難しいのである。

チンピラが将来確実に国の平和をおびやかすマフィアになるとわかっていれば、まだチンピラたちのアジトが小さいうちにまとめて逮捕して、国外に追放（手術して摘出）してしまうのが簡単だ。

しかし、チンピラたちがその後何年かけて、医療シアターで覇権を握るようになるかを予測するのが難しい。

実は50年ほうっておいても舞台で暴れ出さない、小悪党かもしれない。

そんなやつらのために、一世一代の大捕物をする意味がどれだけあるか、ということを考えなければいけない。

「いや、悪党は全部逮捕したほうが安心じゃん」

という考え方も理解はできる。しかし、逮捕という作業は、実はそれほど安全ではないのだ。

医療シアターにおける逮捕・追放劇というのは、必ず破壊を伴う。悪人だけを連行できればいいのだが、実際にはチンピラのアジトごと取り除かなければいけない。手術というのは、アジトをごっそりショベルカーのおばけみたいなもので掘り起こしてしまうような作業だ。

このとき、アジトの下を流れていた水道管が破裂するかもしれない。アジトに勝手に引き込まれていた電線がスパークするかもしれない。下水が噴き出すかもしれない。周囲の道路が壊れて渋滞が起こるかもしれない。運が悪ければ、逮捕の際に銃撃戦になり、流れ弾が近隣のおうちに飛び込んでしまうかもしれない……。

このようなことをひとつひとつ考えていくと、「がん」を早期発見し、早めに取り除くというのも、なかなか簡単ではないのだなということがわかってくる。

ぼくの腰痛は、幸い、「なぜ腰痛になっているのか」、「どうしたらいつ頃治るか」というのが、プロの医療者たちによって、うまく見通せた。将来どうなるか、何を施せばよくなるかがきちんと見極められたわけだ。

しかし、同じ腰痛といっても、原因によって異なる対処が必要である。もし、ぼくの

「腰の骨」に痛みの原因があったならば、太ももの裏をストレッチしたってちっとも意味はなかっただろう。

がんの診断もまったく同じだ。

ひと言で「がん」と言っても、どの臓器に発生しているのか、勢力がどれくらいか、患者のもつ兵力との相性、などによって、まず「対処すべきかどうか」が異なる。

そして、対処するにしても、大がかりな手術でアジトをごっそり奪い取ってしまうやり方が効くのは、原則的にがんが「そのアジトの中だけに留まっているとき」だ。

じゃあ舞台のあちこちにがんが広がってしまったら、もうなすすべはないのか？

そんなことはない。**がんが散らばっているというならば、散らばるタイプの治療を施すまでのことだ。**

さらに付け加えて言えば。

武田と上杉が戦争を始めたからといって、甲斐と越後のどちらかがすぐに滅びたわけではなかったように、がんをすべて取り除く完全勝利が目指せない場合でも、「川中島の小康状態」のような戦局を維持する方法がある。

患者ひとりで病と戦うというのは、ドン・キホーテよりもなお無謀だ。竹槍で戦闘機と戦えというのと一緒である。

戦局を解析するプロと組んで、冷静に将来像を探っていくことこそが望ましい。

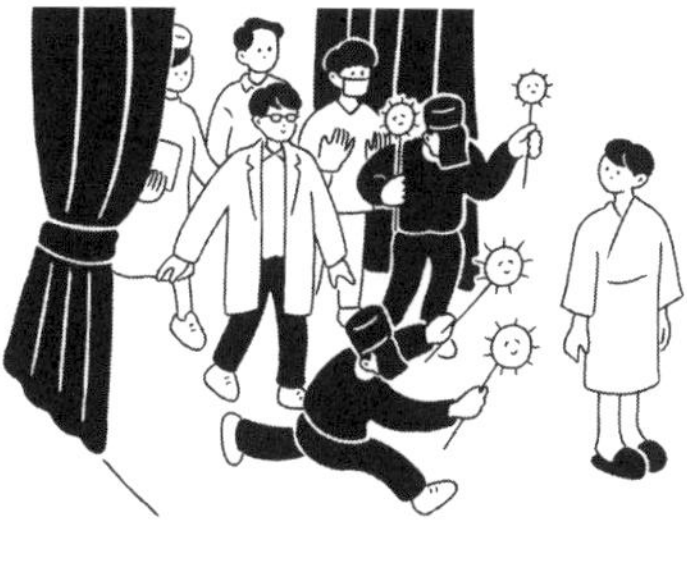

3-4 入院しても、なかなか医者に会わないわけ

——知識は味方、仇は敵なり

医療者が医療シアターを俯瞰して、患者と一緒に、戦況を見極めるにはいろいろな手段がある。

有名なところはレントゲンやCT、MRI、超音波、さらには内視鏡などといった、**「画像診断」**だ。

病気の多くは「形」を持っている。また、「領域性」といって、居場所がある程度偏っていることが多い。

居場所を定めた病気は、その場で勢力を拡大するのだが、このとき、アジトを形成する。舞台に登場した悪役の周りに大道具や小道具が置かれて、いかにも本拠地といった雰囲気がある。

画像診断では、悪役そのものに加えて、このアジトを見極めることができる。病気軍がどのように陣地を張って布陣しているのかを調査するのだ。

画像診断にも、いろいろと種類がある。

内視鏡は直接臓器を見ることができるので、色や形、模様などが手に取るようにわかる。望遠鏡で敵陣地を直接見に行くイメージだ。

一方、CTやMRI、超音波の場合には、断層といって断面の情報が得られる。ショッピングモールのフロアマップを参照するような感じだ。

こうして、病気軍が陣を張った場所をマッピングし、陣地の内部にどのような変化が起こっているかを見極める。丁寧に観察すれば、敵軍の内情みたいなものも探ることが可能だ。

ただ、いつもいつも画像診断が敵を丸裸にできるわけではない。**「居場所をもたないタイプの病気」**というのもある。

有名なところでは糖尿病や高血圧、脂質異常症などがそうだ。全身の血液に含まれる成分に異常が現れる病気。この場合は、全身あらゆるところにさまざまな症状が出うる。

たとえば、糖尿病で腎臓が悪くなったからといって、腎臓だけをみていても正しい診断はできない。糖尿病では目をやられることもあるし、足の指がやられることもあるので、局所をみていても敵軍の本当の状況はつかめない。

このような病気の際には、**「血液検査」**が役に立つ。

血液というのは全身を巡っているので、全身くまなく異常を起こしているケースで情報を探るのにもってこいである。

ところで。

画像検査にしろ、血液検査にしろ、患者からすると、どこか他人事かもしれない。

自分で検査の機械を動かせるわけでもないし、理解することも難しい。

だから、診断という行為はしばしば、医療者の専売特許のように考えられている。

けれども、繰り返しになるが、患者自身も観客であり、病状をある程度俯瞰して見ている存在だ。

つまりは、患者の目も立派に「病気軍の一面」を見ている。医療者だけが患者の病気を見つめているわけではない。

だからこそ、医療者は画像診断とか血液検査のような「患者のあずかり知らぬ検査」だけを行うのではなく、患者の視点を用いて、あるいは患者の視点を増強することで、戦局を見極めようとする。

これが「問診（医療面接）」であり、「診察」だ。

患者自身の訴え。だるい、痛い、つらい、息苦しいなどの症状は、ときにどんな画像検査よりも、血液検査よりも、鋭敏に病変を言い表す。

これを聞き取るのが問診。

また、患者自身が気づかないような微細な変化を、医者は身体診察によって強調する。じっくりと目で見て、音を聞き、触り、ときに押したり引いたりもする。ひざや足の角度を変えて痛くなる場所はないだろうか？　お腹を指で押し込んで痛む場所はないだろうか？　目の奥に何か見えてこないか？

医療面接や診察は、ときにはまったくなんの説明もなく淡々と行われるが、基本的に患者が自分では見づらい、気づきづらい症状をクローズアップしてみたり、あるいは患者が漠然と感じている症状から意味を読み取ったりする作業である。

戦況を見極める方法にはほかにもいっぱいあるのだが、忘れてはいけないことがひとつ。ぼくらは、敵軍のことばかり気にしていてはいけない。

自軍のことも知らなければいけないのだ。

免疫がどれくらい元気できちんと働いているか、というのは、血液検査などである程度おしはかることができる。あらゆる病気を考える上で重要なことだ。

また、免疫以外にも、血液の中には多くの「はたらく細胞」たちがいる。これらは持ち場できちんと働いているだろうか。栄養は足りているか。全身の臓器はきちんと役割を果たしているか。いざ、体が総力戦を迎えるときに、一丸となって戦うだけの状態になっているか。

心臓や肺など、特に重要な臓器については、個別に特殊な検査を加えることもある。手術のような大がかりな戦略をとる際には、心臓や肺の機能がきちんと保たれていないと、敵軍を追放するために行った戦略によってかえって自軍がぼろぼろになってしまう可能性もある。

まったく難儀だ。

これらの検査の、どれを行い、どれを行わなくていいかというのは、病気によって異なる。目安としては、舞台すべてを巻き込むような大がかりな戦いが予想されるときほど、多くの検査……すなわち戦況判断が必要となる。

検査の結果は、医者というフロントマンによって患者に伝えられる。医者は舞台の上と観客席とを交互に飛び回っている。ぼうっと舞台を眺め、何が起こっているのかわからない患者に、戦況を説明するのは医者の役目だ。

このイメージをきちんと持っておくと、病院で起こっていることがよく見えてくる。

―医者はいつも患者のそばにいられるわけではない

先日、入院した友人がいた。数日で退院することができ、一安心であった。

退院した彼が言った言葉が印象的だ。

「短い入院だったんだけどさ、医者に3回くらいしか会わなかったよ（笑）。忙しいんだなー。でもあれじゃ、ほとんど看護師さんに治してもらったようなもんだよな（笑）」

このような感想は非常によく聞く。

ここで、もう一度医療シアターの様子を思い返してほしい。

医者はまず、病気を「診断」する。敵軍と味方の軍隊をさまざまな角度から俯瞰して、状況をマッピングしなければいけない。そのため、医者は、舞台を遠くから、近くから、表から裏からさまざまに見る必要がある。

つまり、医者は、「診断」のフェーズにおいては、

・必ずしも舞台上にいる患者のとなりにいるべきではない

・まして観客席にいる患者の横にいつまでもいてはいけない

ということになる。

観客席にいる患者に医者が接近するのは、「説明」のタイミングだ。

自らが診断した内容を、患者と共有する。不安な顔で舞台を見ていた患者に、「見立て」を伝える。

ここで瞬間的に、医者は患者の隣に座る。

そして、治療がはじまると、今度は医者は、舞台を俯瞰したアングルから、舞台上にいる患者自身の免疫細胞、あるいは敵の軍隊に向かって、薬や手術などの「広範囲に及ぶ強力な攻撃」を指示する。

爆弾を落としたり、ブルドーザーで広範囲を破壊したりなどの派手な方策を指揮するのだ。医者自身が槍を持って病気軍に突撃していくわけではない。

そうなると、**観客席にいる患者も、あるいは舞台上にいる患者（の細胞）も、医者とは短い時間しか一緒にいられない**ことになる。でもこれは、医療が「軍隊と軍隊の戦い」である限り避けられない性質なのである。

医者は大軍を指揮する司令官の役割だ。一方で、現場で患者を支えるのは、看護師をはじめとする**「維持部隊」**である。

ときに舞台の上で、患者軍の兵士たちを栄養で強力にサポートしたり、敵軍の攻撃によってほころんだ舞台を立て直したりしながら、患者軍が最後まで戦い続けられるように活躍する。

このとき、維持部隊はたいてい、患者のすぐ横に寄り添っている。**現場レベルで患者をサポートする仕事は、医者にはできない。看護師たちのほうが圧倒的にプロである。**こんな言葉がある。

患者は入院する前には「名医」を探すが、退院した後には「名看護師」に感謝をする。

なかなかの名言ではないか。

誰が言ったかというとこれはぼくが言ったのだ。

病気という軍隊と戦うとき、患者・医療者連合軍が適切に役割分担をできていれば、医者はあまり患者に近寄らないし、看護師や栄養士、理学療法士、ソーシャルワーカー、作業療法士、臨床心理士などさまざまな維持部隊が舞台の上で活躍することになる。

医療シアターでいかに多くの人たちが患者と共に戦っているか、というのが見えてくると、病院というブラックボックスは少しだけ開く。

患者と一緒に戦っていないように見える存在も、舞台を支えている。

たとえば、この項の最初で説明した画像診断や血液検査。

これらは、「索敵」でもあり、自軍の実態調査でもあるが、これらのでき如何によって、医者をはじめとする医療者たちが今後どのような方策を立てるかが決まってくる。まさに情報戦だ。

これらをきちんと精度管理し、質の高い情報を提供するために活躍しているのが、診療放射線技師や臨床検査技師たちである。

ほとんどの患者は、彼らの存在を認識していない。看護師と似たような服装をしていることも多いので、レントゲンをとってくれた看護師さん、とか、肺機能検査をしてくれた看護師さん、のように思っている人もいるだろう。でも、検査を担当しているのは技師さんたちのことが多い。

さて。

第3章では、医療シアターにおける患者の立ち位置や、医療者たちの働きっぷり、そしてがんをはじめとする病気軍がどのような存在でいるのかを書いてきた。

実はあえて書いていないことがある。

それはぼく自身の職業。

病理医についてのことだ。

ほんとうは、3－4で、病理医についてのことを書く予定だった。けれどやめた。病院で働く無数の人々、患者がいつか演じなければいけないさまざまな役割、そしてしたたかな病気軍の姿を描写することで、紙幅はあっという間に尽きてしまったし、ぼくの書きたいことも終わった。

あえて短く述べるならば、**病理医というのは、これらの戦場を、普通の医者よりもはるかに遠くから俯瞰する存在**である。

また、同時に、誰も成し遂げることができない「敵軍の兵士ひとりひとりにクローズアップしてその表情をとらえる」という仕事も行っている。

前者は「病の理を知り統計データを作り上げる研究型臨床医」として、後者は「顕微鏡を用いた細胞診断医」としての仕事を指す。


超俯瞰と超接写。

スーパーロングとスーパーズーム。

これらが病理医の役目だ。けれど、本書でこれ以上を述べることはやめておく。

第4章

“医者と患者”のホント

Yの医劇

4-1 医者と患者と、知るということ
——ケミストリーと、リテラシー

ぼくらひとりひとりひとりの中に、医療シアターは存在する。

平時、こうして、ものを書いたり、ご飯を食べたり、働いたり眠ったりしている間、舞台の幕は下がり、ライトは消されているけれども、いつだってひそかに興行は続いている。それは、がんをはじめとする多くの病気を未然に倒す、免疫細胞たちのサイレントな戦いだ。

あるとき、舞台の明かりがつく。がんがんと音楽が鳴り響く。幕が上がる。観客はステージに着目する。大きな戦いが始まった。

それはインフルエンザという宿敵とのバトルシーンかもしれない。

骨折というういぶし銀が乱入してきたのかもしれない。

あるいは、がんとの大河ドラマかもしれない。

ぼくもおそらくいつか、このドラマに役者として出演することになる。舞台上でおろお

ろとする主役だ。このとき、自らの姿を観客席から不安そうに見守っているのもまたぼくである。

近寄ってきた看護師と握手して安心し、自軍の陣構えを放射線技師と共に検討し、敵軍の動きに目を光らせ、医者が指揮する自軍の攻撃に喝采を送りながら、免疫細胞たちのはたらきに固唾《かたず》を呑む。

演目の行方は毎回違う。ただ、ある程度は「決まった流れ」というものがある。言ってみれば、「脚本の類型」のようなものだ。舞台でこう動けばいい結果が出るだろうと、過去の経験に基づいて綿密に描かれたシナリオに沿って医療を行うことを、俗に**エビデンス・ベースト・メディスン（ＥＢＭ）**と呼ぶ。

医療者たちは、脚本を参照しながら、舞台の進行を支配すべく全力を尽くす。けれども、**疾病たちはアドリブの達人**である。しばしば、脚本にない動きをし、ぼくらを困らせる。ぼくらはこうしてスジナシの戦いに突入する。そんな中、敵のアドリブに合わせて当意即妙な返しを見せ、刻一刻と変わる戦況をコントロールできる医療者がいる。彼らのやり方は、**ナラティブ・ベースト・メディスン（ＮＢＭ）**と呼ばれる。

一知らない・わからないから「不安になる」

医療シアターにはわからないことがいっぱいある。

だから人々は言う、

「病院ってなんかわかんないことやってるよなあ」。

でも、実際に人々が知らないのは、病院についてとか医者についてといった「病院側」のことだけではない。病気という名の悪役についてもよくわからない。舞台の構成についても知らない。演目がいつ始まり、いつ終わるかについても、そして何より、自分自身がステージや客席で何をしたらよいのかについても、見当がつかない。

知らない、わからないというのは大変なことだ。

わからない不安は大きい。

よく、「人間の三大欲求」は食欲と睡眠欲と性欲だというだろう。

でもこれらは、よく考えると、「動物の三大欲求」である。人間の場合は四大欲求だ。

大切なものがもうひとつある。「知識欲」。知りたいという欲望。

空腹は人をイラつかせる。それと同じで、「知らずにいること」もまた、人を不安にさせる。

知らないままでは不安だから。

わからないままではいたくないから。

だから、あなたはおそらくこの本を買ったのではないか。

医者が書く「病院についての話」を読めば、何か安心できるかもしれないと思ったから買った。

医者が書く「医者自身についての話」を知ることで、共に戦ってくれそうな味方のことを知ろうと思ったから買った。

医者が書く「病気についての話」を学べば、いずれ出会うかもしれない不安を少しでも減らせるかもしれないと思ったから買った。

そういうことではあるまいか。

編集者氏もまた、「医者が書く○○」を世に届けたいと思った。それが人々の不安を解消するだろうと考えた。

序章でぼくがあまりに自由に好き勝手なエッセイを書き始めたから、あわてて第1章以降のお題を出してくれたけれど、それらのお題には、あなたがおそらく知りたがっている内容、知ったら少しでも不安が少なくなるであろう内容、すなわち、編集者氏が医者に書かせたい内容が、ぎっちりと濃縮されていた。

あらためて、第1章から第3章までのお題を振り返ってみる。

第1章：病院について

医療ドラマとリアルの違い、とは？／「病院での常識」ｂｕｔ「病院外での非常識」／自分が病院にかかるときに見ているところ／殺伐とした病院内でめぐり合うほこほこエピソード

第2章：医者について

「大学病院」と「町のお医者さん」の違い／医者の世界は旧態依然？／医者として働く中でやってられるか！　と思う瞬間／これまでに出会ったとりわけ個性的な先生たち／医者自身の健康について／医者が文章を書く、ということについて

第3章：病気について

世間の人々の関心は「がん」がトップ／病気にかかる不安について／病気を診断することについて／どのように病気と闘っていくか？

第1章と第2章については、そのまま本書にサブタイトルとして採用した。第3章はぼくが少し書き換えたが、内容としてはほぼこの通りだ。

第2章の終わりを書いているときに、病院や医者、病気、さらには自分自身までをも、まるで他人事のように俯瞰する「患者」の立ち位置が見えてきた。患者は主役でありながら、観客でもあった。このことを踏まえてぼくは、医療をシアターに例えて、第3章を書き上げた。

第4章を前に、ふと息を入れる。

ぼくが最後に書かなければいけないことは何か。

ある程度は自分でも見えている。けれども、ぼくは編集者氏にメールを出した。

「第1章から第3章までの原稿をお送りします。最終章にぼくが書くべきことは、何だと思われますか」


たっぷり2週間ほどかけて、編集者氏は、当初予定していた「第4章の小見出し候補」をすべてボツにした。そして、あらためて新しいお題を用意して、ぼくに送ってきた。

その内容は、ぼくがうっすらと予想していたものに、くっきりとした輪郭を与えた。

そこにはこう書かれていたのである。

第4章：これからの医者と患者のこと
　患者の医療リテラシーについて／なぜ「病理の本」がベストセラーになったのだろう？／患者と接するスタンスについて／医者と患者の信頼関係とは？／医者自身の幸せと患者の幸せについて

古風な言い方をするが、ぼくは本当に「膝を打って喜んだ」。

その通りだと思った。

医療シアターを完成させる最後のパーツとは患者だ。だから普通に考えて、第4章は「患者について」書けばいい。

しかし編集者氏はその上を行った。**「医者と患者のこと」**。まったくだ。言われてみればこれしかあり得ない。

患者という構成要素を単品で取り上げるのではなく、共に舞台に立っている医者との関係に着目して語る。役者単独の個性についてではなく、劇団がチームで作り上げるケミストリーについて書く。

なるほどなあ……。

ぼくはあらためて、自分が「医療のプロ」ではあるかもしれないが、「医療について伝えるプロ」ではなかったのだ、ということを思い知る。そして、「伝えるプロ」と二人三脚で本を作ると、こんなにも書きたいことが具体的に見えてくるのだと知る。

今までのぼくは、自分が書く物を一番よくわかっているのは自分自身だと思っていた。けれども、今回、編集者氏の舵取りに合わせて少しずつ書けるものを探っているうちに、自分のもつ知識を有機的につなぐ方法が、新たにいくつも見つかった。

医療シアターの例えを用いたのもはじめてのことだ。知っている知識を他の人に伝えるやり方を、書きながら修得していったことになる。ぼくは自分の書くべき物をまったくわかっていなかった。

この本の序章で、ぼくは次のように書いた。

自分のことは自分が一番よくわかる、みたいなことを平気で公言する人を見ていると、ふと、考え込んでしまう。
背中のほくろの数も知らないくせに。
腸内細菌の数も言えないくせに。
胆管が何次分枝しているのか考えてみたこともないくせに。

これだけ書いていながらなお、序章のときのぼくは、自分が世の中に何を届けたいかを自分でコントロールしようとしていた。フフッと笑えてしまう。

自分が何を知っているかというのは、自分では思った以上にわからない。

人に自分の知っていることをどう伝えればいいかも、とても難しい。

でも、これは、ぼくだけに言えることだろうか？


たとえば、病気に立ち向かう患者。

あるいは、患者に説明を試みる医者。

彼らもまた、何を知っているかを知らず、どう伝えればいいかをわからずに、舞台に立っているのではないか？


ぼくは今、医者をはじめとする医療者たちが、医療の知識をみなさんにどのように伝えていくべきなのかを、この本の執筆を通じて、かつてないほど考えている。


ぼくは自分が患者であったときのことをもう一度思い出しながら、患者が医療の知識をどれくらい活用できるものなのかを、考え込んでいる。

考えた末に立ち向かうべきものは、編集者氏の送ってきたお題にあった。

「医療リテラシー」である。

4-2 病気の種類よりも、大きなルールを知ろう
――プロフィールより、シアターのムード

医療リテラシー。

適切な医療を受けるために、情報を取捨選択して活用する技術、といった意味の言葉だ。

病気になったときに、情報が重要なのは間違いない。

医者だって患者だってそう思っている。

かくいうぼくも、日頃から、

「ああ、患者が少しでも正しい医療知識を身につけるためには、どういう啓蒙をしたらよいのだろうか。どういう広報活動が必要なのだろうか……」

などと思い悩んでいた。

しかし、この本を書いているうちに……。

医療をシアターに例えて、アドリブが多発する群像劇であるというイメージを共有し、

敵も味方も多くの役者が関与する巨大な演劇だという説明をしているうちに、「正しい医療知識」というものに対する考え方が、少し変質してきた。

ぼくは、病院や医者、病気に対する知識を豊富に持っている。病理医という職業ゆえ、当たり前のことだ。

しかし、いざこの本を書こうとしたとき、編集者氏からアドバイスをもらっていなければ、「何をどの順番で語ればいいか」、「どのように書いたらいいか」が、よくわからなかった。

この反省の過程には、さまざまなヒントがある。

知識を伝えるには、技術がいる。語る順番が重要である。語り口には工夫がいる。すべてを語っても届かないが、語り足りないと誤解を招く。「知っている」だけでは語れない。テクニックやメソッドがないと、わかっていても教えられない。

以上はぼくが「医療者側」として、医療にまつわるあれこれを語ろうと思った際に気づいたことだ。

そして、このことはそのまま「患者側」にもあてはまる。

知識を伝えるときの注意点は、知識を受け取るときの注意点でもあるはずだ。

第2章で、首が石化したときの話をした。あのときぼくは高校生であり、医学の知識はなく、自分の首が凝り固まったときに、「これで死ぬのではないか」という不安を味わった。

けれどもその後、医者になった後で腰痛になったとき、医者であるにもかかわらず、「腰痛の原因が太ももにあること」がまったくわからなかった。太ももの裏側の筋肉、ハムストリングスの一端が腰の骨（座骨）に付着しているということを知っていたにもかかわらず、ハムストリングスが硬くなることで腰周りのほかの筋肉に疲労が出るという実用的な解釈をまったくできなかった。

医者であったぼくは、すでに正しい医療知識を持っていた。

しかし、その知識をどう応用すれば自分の役に立つかまでは、判断できなかった。知識があっても不安は解消されなかった。

ただ、ぼくは、まったく成長していなかったわけでもなかった。大人のぼくは、高校生のぼくよりも医療リテラシーを少し多く持っていた。すなわち、自分の痛みを解消するために、病院をどのように用いればよいかを知っていたし、どの科を受診すべきかがわかっていた。だから、もっともぼくの痛みに対応してくれそうな医療者たち、つまりは整形外科医や理学療法士のところを訪れたのである。

医療シアターに腰痛という敵が登場したとき、適切に振る舞える味方の役者たちとチームを組んだ。これによって、ぼくは無事、敵軍を倒すことができた。

この経験はぼくに、医療リテラシーの本質のようなものを語りかけてくれているように思う。

医療情報をかき集めればいいのではない

医療を使いこなすために必要なのは、断片的な医学知識をかき集めてかりそめの理論武装をはかることではない。

人間がひとりで覚えきれる情報量には限界があるし、情報それぞれを有機的につないで活用するにはコツと経験がいる。**だったら、ひとりで解決しようとしてはだめだ。**

世の中にある医療関連情報を活用しようと思ったら、その都度、信頼できる人間たちとチームを組んで、団体戦を行うべきなのだ。そのために病院がある。孤独にインターネットで知識を拾い集めて不安を増大させるよりも、病院で多くの専門家に相談してコミュニケーションの中で安心を構築するほうがいい。

ひとつひとつの医学知識は、「医療シアターに出演する役者のプロフィール」のようなものである。

たとえばこうだ。

・虫垂炎：一般に「モウチョウ」と呼ばれている。盲腸先端に存在する虫垂に炎症が起こり、悪化すると腹膜に炎症が進展して強い痛みを伴う。放置すると穿孔することがある。初期には腹部がぼんやりと痛くなることが多いが、炎症が進行すると虫垂のある位置（一般には右下腹部）に痛みが偏る。

これはまごう事なき「医学知識」である。

しかし、虫垂炎という役者のプロフィールを知っているからといって、実際に右下腹部が痛くなったときに、ぼくらが患者＝病気と共演する役者として、何か気の利いた行動をとれるだろうか？　たとえば、自らを虫垂炎と診断して自分で治療ができるだろうか？　それは無理というものだ。

医学の知識を覚えることは、「ひいきの役者のプロフィールを暗記する」ことに似ている。もちろん、役者の個性はそのまま舞台に影響を与えることは間違いないのだけれど、舞台全体で何が起こっているかを把握するにはあまりにもちっぽけだし、そこでいざ自分が出演する段になったらどう振る舞えばよいのかを教えてはくれない。

明智光秀の幼名を覚えていたからといって本能寺の変が予測できるわけもないし、明智光秀ひとりを殺せば本能寺の変は本当に防ぐことができたかといえば、きっとそういうものでもない。

あらためて思う。現在、医療者たちやマスコミュニケーションの力によって世の中に広まっている医学知識の多くは、**「役者の紹介」**に偏りすぎていないだろうか。

医学知識の発信者たちを眺めていると、どうも彼らは、役者ひとりをフィーチャーし、クローズアップした情報を発信することに注力しすぎている気がする。ＳＮＳに代表されるような、時短とつまみぐいの文化が、その傾向に拍車をかけている。


「胃がんというのはどのようながんか」

「タバコが体に悪いわけ」

「新しい抗がん剤が登場」

「トランス脂肪酸がどれだけ体に影響を与えるか」


タイトルばかりが目立つ健康情報記事が毎日シェアされる。

テレビである食品が健康によいと取り上げられると翌日スーパーの棚からその食材が消える。

病に倒れた芸能人がいれば翌日にはその病気についての記事がYahoo!のトップに躍る。

無論、これらは、まったく役に立たない情報ではない。

むしろ、ぼくらの興味を強く惹く記事だ。けれども、これらの記事がぼくらに提供してくれるのはあくまで、「役者のプロフィール」に過ぎないということを、ぼくらはもう少し真剣に考えるべきなのかもしれない、と思う。

舞台をより深く理解したい人が、パンフレットを開いて役者のプロフィールに目を通すことは、自然なことだ。

けれども、自らが役者となって舞台に上がるとき、舞台でどう立ち回れば少しでもよいエンディングを迎えられるだろうかと「演じ方」を考える時点で、なお、共演者のプロフィールだけを暗記しようとする行為は、実のところあまり役に立たない。

シアターのルールを、より網羅的に理解したほうがいい。

たとえば、舞台に一緒に上がって味方になってくれる、信頼できそうな医療者たちと「演技の打ち合わせをする」。プロフィールだけではなく、実際にどう動くかを摺り合わせる。

具体的には、ひとりで医療を理解しようとがんばらずに、かかりつけ医や、病院スタッフたちと「今後の見通し」や「病院の利用方法」をきちんと相談するということだ。

医療シアターに出現する敵は基本的に軍隊である。がん細胞がひとりで戦いを挑んでくるようなことはない。そして、これを迎え撃つ味方もまた、頼れる軍隊だ。自軍と敵軍は、複雑に入り乱れて戦局を彩っていく。群像劇。マスの論理である。

そのような舞台の上で、単独の役者が演目の結末を決定づけるようなことはない。すべては、複雑な力関係が拮抗し、せめぎ合った末に決着する。

だからこそ、ぼくらがやるべきことは、孤独に戦おうとせずに、味方を増やすことだ。個別の情報で一喜一憂するのではなく、総合的なバランスで勝負するべきなのだ。

「役者のプロフィール」だけが氾濫している現状には、ぼくら医療者の側も責任がある。もっとシアターそのもののルールを伝えるような努力を本気で考えていかなければならない。

ートンデモ医療は演劇のルールを無視する

たとえば「〇〇を飲むだけでがんが治る」的な情報。

この類いの情報は、「〇〇」という食品やサプリメントなどをあたかも、「舞台のすべてをがらりと変えてしまうような役者です」と喧伝しているように見える。そんな役者がいたらさぞかし大スターになることだろう。

けれどもこれは、豊臣秀吉がひとりいれば天下を統一できる、くらいの暴論だ。大河ドラマを見慣れていれば、戦国時代というのはそう簡単なものではないということが、すぐわかる。

医療シアターをひとりで決着させることはできない。これは一番簡単な、ぜひ知っておいてもらいたい「ルール」である。

単一の役者を妙にフィーチャーする情報の中には、多くの「ウソ」や「おおげさ」、そして「詐欺」が混じっている。いわゆるニセ医学とかエセ科学と呼ばれる類いのものはたいてい役者個人についてしか語っていない。

「最新の免疫療法でがんが100%治ります！」

「肉食をやめることで体内の抵抗力が上がって病気が治ります！」

「胎盤から抽出したサプリメントによりホルモンバランスが整えられます！」

これらはすべてウソ、偽りである。舞台をなめるなと言いたい。

群像劇に100%はない。

詳細な観察と分析のない手法は生兵法である。

体内動態は足が2本しかないヤジロベーではない。足が数億本あるヤジロベーに何かひとつの物質をぶら下げたところで、バランスを整えられるわけがないだろう。

体内という戦場で、人々はつい、「ものすごく都合のいい爆弾」みたいなものに頼ろうとする。気持ちとしてはよく理解できる。誰だって物事がカンタンに解決してほしい。お手軽に平和が戻ってくることを祈る気持ちはもっともだ。

でも。

あるキノコを食べれば万病が治るとか。

ある霊水を飲むことでがんが消えるとか。

そんなこと、医療シアターのことを少しでも知っていたら、直感的に「あり得ない」とわかってしまう。

キーワードはここまで繰り返し出てきた「群像劇」。さらには「複雑系」だ。

医療シアターにおいて、「すべてをきれいに解決する単一のもの」は存在しない。原理的に不可能なのである。過去の人類史に一度でも、「たったひとつの優れたやり方」が戦争を終結させたことがあったか？　チンピラと警察の小競り合いみたいな小規模な戦いではなく、国と国とが争うような大きな戦いで、ただひとつの武器が戦況を決定したことは一度たりともない。

「あるじゃん」という人は、歴史をきちんと学び直してほしい。

ある武器が「戦争を終結させるきっかけのひとつ」になったことはある。しかし、ある武器「単独で」戦争が決したことはないのだ。ある武器が投入されるまでには、長い衝突の歴史がある。

その武器を使うことで、彼我にどれだけの影響があるか、相手のウィークポイントがどこで、なぜこれを使うと戦況が大きく変わると確信したのか、そういったことを考えて折衝を繰り返した無数の人々がいて、さまざまに水面下でやりあって、最後の最後に象徴的な武器が登場したことは幾度かあった。

でもそれは、「キノコひとつで万病が治る」ような安易な解決とはまるで違う。

「奇跡」という言葉にも言いたいことがある。

医療シアターにおいてもっとも頼りになる存在は、医者や看護師といった医療者たちではない。実は、患者自身の体力であり、免疫である。自軍の免疫たちは、日常的に、がんの芽を叩いて倒してくれている。チンピラがマフィアに育つ前にひそかに平和を守ってくれているのだ。

そんな強力な自軍の防御網を、あるとき、「奇跡的に」くぐり抜けてきたがんのエリートみたいな存在が現れる。ぼくらの2人に1人は、人生のいつか、がんと医療シアターで対峙する。シアターの幕が上がり、観衆が舞台に着目するとき、そこにいるがん細胞たちは、すでに「奇跡の生存」をいくつか起こしてきた強者たちだ。

ぼくらは、そんな「奇跡のがん細胞たち」を戦略的に弱らせようとする。できれば殲滅《せんめつ》しようと試みる。無理でも膠着まではもっていきたい。ここには数多くの高度な戦略が必要となる。奇跡で生き残ってきたがん細胞を、科学と知性で打ち倒す。これこそが人間だ。

キノコひとつで万病が治る？　肉食をやめればがんが消える？

さすがにそれはない、と、医療者は思っている。

医療シアターの長期公演がどのように展開されているかを知っているからだ。

「奇跡のがん」に「無策なキノコ」では戦えない。

この感覚こそが、「医療リテラシー」だと思う。

こういうことを書いていると、ときに、「医者が抗がん剤を使うのだってキノコや霊水と一緒じゃないか」と反論してくる人もいる。

抗がん剤というものをよくご存じないのだろう。医療者側の情報発信がうまくいっていないせいだ。誠に申し訳ないと思う。

ただ、受け取り手の方も、できれば医療リテラシーを高める努力をしてほしい。敵味方がそれぞれ大軍を張って、医療シアターに対峙する。そんな風景を思い描こう。

患者には、看護師が寄り添っている。ソーシャルワーカーがいる。栄養士がいる。薬剤師もいる。理学療法士も作業療法士もいる。

そして、医者が戦場のあちこちに目を配る。敵の弱いところを見極めて、そこに抗がん剤という名前の重火器によって集中砲火をかける。極めて綿密な作戦行動だ。

序章で話した腫瘍内科医のことを覚えているだろうか？　彼らはガイドラインという名の「軍略書」をひもとき、薬剤師や放射線科医や病理医といった「軍師たち」と軍議を行う。適切なタイミングで適切な量の武器を慎重かつ大胆に投入する。

そこまでやっての「抗がん剤」だ。

患者が舞台の上でひとり、キノコという名の自動小銃をもって、数万人の敵軍隊に突撃していくのとはわけが違う。

「動物実験で、マウスの体重が40%も減ったんですよ〜。ダイエットに効果的です」

ハコの中のマウス一匹に用いた薬を、シアターにひしめく役者たちにばらまいて、同じ効果が得られるとは思えない。

「当クリニックでは従来治療が不可能だと言われた末期がんに対し、副作用のまったくない極めて安全な免疫療法を提供しています」

患者・医療者連合軍が緻密な作戦行動の末に一進一退の攻防をする「がんとの戦い」を、自軍になんの被害も及ぼさずに進める方法というのは残念ながらあり得ない。

関ヶ原の戦いの開戦直前にガンジーとか瀬戸内寂聴さんみたいな人が両軍の前に歩いて

行って「戦争はやめましょう」と言ったらあの戦いは止まっただろうか？　あるいは西軍だけが全滅して東軍は無傷ということがあり得ただろうか？

裏ワザはない。

奇跡もない。

でも、希望がないわけではない。

ぼくら医療者が、「奇跡だ」と思えるほどの回復というのはあり得る。あり得るけれど、それは、誰かが紹介してくれた都合のいいクスリや民間療法の結果ではない。**医療シアターでひそかにがんばってくれていた、患者の体力や免疫が、敵軍をたまたま全滅させてくれただけのことだ。**

ぼくら、医療者と患者は、チームを組んで、きっちり賢く、舞台で演じる。

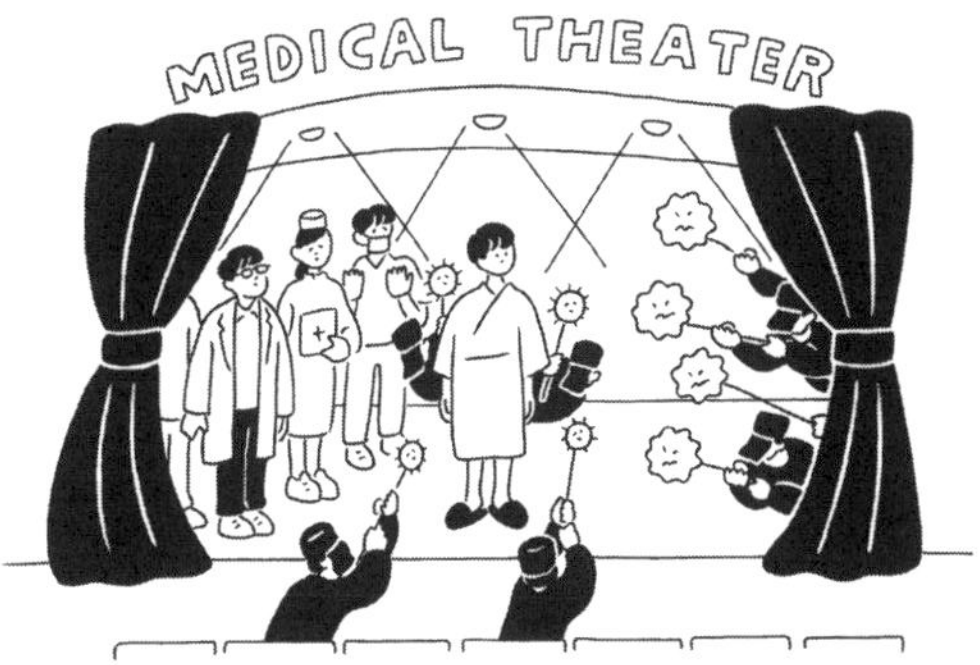

医療リテラシーの根幹は、ぼくらが今いる場所が「シアター」であり、あなたは孤独ではないと知るところにこそ存在する。

4-3 「絶対」が使えない医療者 VS ニセ医学

――カルトクイズと、オペラ歌手

医療が群像劇であるということ、多くの役者が関わる複雑なドラマであるということ、そして、患者は孤独ではなく、多くの医療者たちとチームを組んで戦えるということ。

医療シアターの「ムード」とでも呼ぶべき、これらの事実は、ぼくら医療者からすればわりと当たり前のことだ。けれども、患者の多くは、まだこのムードをあまり知らないように思う。

そう、ぼくら医療者や、出版社、メディアなどは、医療シアターの雰囲気や特性といったものを世に伝えることに苦戦している。

まったく伝えられていないわけではない。

いいところまではいっているとは思う。

昔よりは確実に、医療情報を広く周知することが可能になった。

しかし繰り返すようだが、ぼくら人間は情報を知っただけでは活用できない。役者のプロフィールで満足することなく、シアターを構成する要因が非常にたくさんあることをきちんと周知したほうがいいし、舞台で味方になってくれる人を探す方法ももっとわかりやすく一般化して世に広めるべきだ。

つまり、病院や医療者たちとタッグを組むときのコツや、コミュニケーションのとり方、かかりつけ医をもつメリットなどを、もっと強く広めていったほうがいいだろうと思う。

医療リテラシーは、まだまだ普及していない。

このことが危機感として迫ってくるのは、ひとえにSNSをはじめとする現代の高度な情報技術が、実状をぼくらに伝えてくれているからだと思う。

SNSによって、今まで埋もれていた「個人の悲鳴」がピックアップされるようになった。聞こえていなかった声がよく聞こえるようになった。

ぼくらは、以前よりもずっと多くの「ダマされた人たち」を知ることになった。こんなにつらい目に遭っている人がいたんだと、わかってしまった。

もちろん、ダマされた人だけではなく、標準医学の恩恵を受けてうまくいった人の声も聞こえてくる。「きちんと標準医療を活用している人々」だっていっぱいいることもわかる。それは、よかったなあと思う。

でも、スーパーのお客様投稿ボックスに不満ばかりが投稿されるように、ダマされて恨む人たちの声は、より多く聞こえてくる。

ひとたび可視化されてしまったトラブルを、放ってはおけない。

そのためだろう。

SNSには、医療リテラシーを伝えようと努力する医療者たちが多く見受けられる。

彼らの一部は、ときおり、「ニセ医学を用いるヤカラ」を叩く。

「医学的根拠に乏しい手法で患者から金銭を徴収する人たち」をネット上で見つけてきて、きっちり揃えたエビデンスで殴り続けている。殊勝だ。頭が下がる。

でも、その戦い、実をいうと、なかなか勝てていない。

医療者たちがいくら科学的にニセ医学を論破しても、その論破が「明確な勝利」を得るまでにはなかなか至らない。詐欺師たちがアカウントを消したり、すでに出版した本を回収したり、営業活動を自粛したりするような結果につながっていないのだ。

放っておけないといって正義感で立ち向かうまではよいのだが、泥沼の長期戦の末に、結局は敵を取り逃がしてしまう。水戸黄門や暴れん坊将軍なら放送事故だろう。

かつて、近藤誠さんという人が、〝がんと戦うな〟という本を出したあと、多くの医療者たちが激怒して、彼の本をボコボコに殴るための本を相次いで出版した。けれども、「近藤誠包囲網」を形成した人たちの本の売上げをすべて足しても、**近藤さんの最初の本1冊の売上げに及ばなかった。**

もちろん、本というのは単純に売上げの差で殴り合うものではない。包囲網を築いた医師たちが書いた本を読んで、近藤さんのいうことはおかしいなと気づいて、標準治療をきちんと受けて、医療シアターでうまく立ち回った人は、何人もいた。

その意味では、近藤さんを叩いてくれた人たちの仕事にも、意義はあった。無意味ではない。

……でも、あえて、言う。

ぼくらが近藤さんに販売部数で負け続けているという事実は、今までのやり方では足りないというエビデンス（数字に表れる証拠）に見える。**ニセ医学に対して、科学的な根拠**

を揃えて反論するだけでは、勝てない。

ニセ医学を個別に叩くことに意味はあるかもしれないが、不十分だ。

不十分、に傍点を付けたことには理由がある。理由というか、苦い思い出。かつてぼくは、ツイッターで、「ニセ医学の人たちを個別に叩いても意味がない」とつぶやいたことがある。

すると、医療者たちから、「我らがニセ医学を叩くことを否定するな」「無意味だなんて言うな」「味方の戦い方を否定するな」などと、さんざん怒られた。

彼らの気持ちもわかる。

「勝てないまでも、叩かずにはいられない」というのは悲壮な決意だ。諦観を覚悟に変えている。茶化していいものではない。無駄だ無意味だと切って捨てたのは人情がなかったなと思う。

実際、彼らは、数字に表れてこないような患者との一対一のやりとりに望みをつないでいたのだ。医療者としてふさわしい態度である。

それでもぼくは、医療者であると同時に研究者でもあるから、効果がいまいちな〝治療〟を見ると、〝新治療の開発〟を夢見てしまう。

ぼくらがまだできること、ほかにやれることは、ないのだろうか。

今あるニセ医学を個別に叩くよりも、**もっと根本的に、人々がニセ医学にだまされなくなる方法**はないのだろうか。ニセ医学がもうからなくなる方法とか、ニセ医学で商売をしようとする人が少なくなる方法は、ないのだろうか。


相手は手強い。

現状、ぼくらはニセ医学の使い手たちに、「自らの正しさを証明する方法」でかなり後れを取っている。広報力、商売センス、いずれも完敗だ。

ニセ医学の人たちは筆力が高い。本のタイトルもうまい。

おまけに、我々医療者には、ハンデがあると言われている。さまざまなメディアですでに言及されていることだ。いくつか例をあげよう。


その1。

良心ある医者は「絶対治る」とは言わない。というか言えない。「絶対」と言い切れるような医学はないからだ。医療シアターにおいては、どんなものにも必ず例外がある。

けれど、ニセ医学の人は「絶対」という言葉を平気で使う。彼らの言う「絶対」は単なるウソなんだけれど、患者からすると、はっきりしていてわかりやすいし、明朗で快活だし、何より「絶対治るならお願いしたい！」と魅力的に感じてしまう。

「絶対」とか「大丈夫」といった言葉を、気軽に使えないというのは大きなハンデだ。

その2。

医学的に正しいことを言う人たちは、序章からずっと見てきたように、基本的にオーバーワークで、早足で、生き急ぎ体質だ。時間内外を問わずに患者のために尽くす。結果として、原稿仕事にそこまで時間を割けない。すると、情報発信に対して、なかなか全力で取り組むことができない。

一方、ニセ科学の人たちというのは、基本的に、人を集めるために情報を発信することこそが本業である。本気度が違うと言っていいだろう。

その3。

ハンデというか生存者バイアスの話になるが、ニセ医学の人たちは基本的に全員が弁舌の才能に長けている。**なぜかというと、いい文章を書けないニセ医学者はそもそも生き残れないからだ。**

つまり、今世の中で生き残っている、我々が対決しなければいけない「ニセ医学の人たち」は、みな文章の達人ばかりだということになる。

医療者も〝伝えるための文章〟を書く時代

以上のことは今までもさまざまな人たちによって指摘されてきた。ここにぼくは、もうひとつ、医療界の構造的な問題というか、これまであまり言及されてこなかった「医療界の悪習」についてひと言述べておきたい。

どうも、医療業界の人たちは、自分の情報発信を「プロにいろいろ直してもらう機会」が少なすぎるように思う。

ぼくらは、それなりの頻度で文章を書いている。別に病理医に限った話ではない。医療者たちは多かれ少なかれ文章を書く。

その文章は、論文だったり学会抄録だったり紹介状だったり、とにかく医療的な専門性が高いものであることが多い。これらの文章を作る際に、科学的な内容についてはイヤというほど査読（さどく、と読む。プロがチェックすること）を受ける。当然だ。医業において出力する文章が、学術的に間違っていては意味がない。

しかし、これらの文章を作る際に、たとえば「表現をわかりやすく変えろ」とか、「助詞の使い方が間違っている」だとか、「構成がわかりにくい」などの、いわゆる「国語的な校正」を受ける機会は信じられないほど少ない。

自分を例に挙げよう。

ぼくはここまで、看護学生向けの教科書、一般向けのエッセイ、内視鏡医向けの教科書など、複数の本を書いてきた。医療系雑誌の連載も何度も担当した。

これらはいずれも商業として世に流通するものだ。だから当然、国語のプロである編集者たちに、あちこち文章を直されるんだろうなあ、と予想していた。

ところが、今までの原稿において、まともに国語的訂正を受けたことはほとんどないのである。

たとえば、「文章の前後を入れ替えるべきだ」と指導されたことがない。

「ここの段落がわかりにくい」などと編集者が指摘してくれたこともない。

せいぜい、誤字脱字を訂正され、漢字をひらがなに直されるくらいのものだ。

出版物というのは、そんなに、〝筆者の文章〟を大事にするものなのだろうか？　そうではないだろう。医療系以外の書籍だったら、もっと、編集者の意見が入ったり、国語的な直しが入ったりするものだと聞いている。何より、「ボツ」がないというのもおかしい。

ぼくは自分の文章が「他人がいじらなくてもイイほどすばらしいものだ」とはまったく考えていない。むしろ逆である。なぜぼくごときの文章を、いじらずに放っておけるのかと、不思議に思っているのだ。

ぼくは毎日ブログを書いている。記事を公開する一週間くらい前に記事を用意して、公開するまでの間に、何度か見直す。すると、「なんかわかりづらいな」と思って文章をいじりたくなる場所が、ぽろぽろと見つかる。

さんざん見直したあとで公開されたブログ記事を後に見直して、それでもなお表現が冗長だったり、語る順番に無理があったりすることもしょっちゅうある。

それがわかっているから、自分の文章が、プロのチェックなしで世に通じるものだとは思っていない。

でも、医療系の原稿では、編集や校正からチェックがほとんど入らない。専門性が高くなればなるほど、科学的な推敲は厳しく求められるのだが、「流れ」とか「表現」については ノーチェックとなる。

これは異常だと思う。

ぼくらは、多少文章がわかりづらくとも、専門性を印籠のように掲げることで「医療人の書いた文章」として認めてもらっているわけだ。

はっきり言うと、ぼくら医療人は、書くことにおいて、ものすごく甘やかされている。

甘やかしてくれてありがとう……と思わなくもないさ。ぼくだって人間だ。「すばらしい文章ですね」って言われたらうれしい。それはもう間違いがない。業務の合間にガーッと書いた論説を、医学的な内容はともかく、表現力の面でツッコまれたら腹も立つ。

でも、だ。

なぜ医療関連の出版社、ウェブメディアなどは、ぼくらの文章をもっと「国語的」に手直ししようとしないのだろうか。「編集」といえば、東大とか早稲田とかを出た国文のエリートたちがごろごろいる世界ではなかったか。それこそ、ずっと医療にかまけてきた医療者たちの文章なんて、いくらでも直し甲斐があるだろう。

……などと、書いていて思ったのだが。

おそらくこれは医者の方に責任がある。編集者たちが悪いわけではない。実際、出版する側、編集してくれる人たちは、ぼくらにとても良くしてくれている。悪いのは医者の方である。

ぼくらは、日頃から、**「なかなかモノを言いづらい雰囲気」**というのをかもしだしている。作家でもないのに「先生」と呼称されているだけのことはあるのだ。

実際に、「本業とは別に文章を書いてやっているのだから、だまって本にしろ」、という態度をとるタイプの医者を何人か知っている。

そんなことだから、ぼくらの書くものは。

長いんだ。

冗長なんだ。

箇条書きばっかりして。

厳密性ばかり追い求めて。

ああ、すべて自分に跳ね返ってくることだ。こんなことでは、ぼくらは「文章のプロ」たちには勝てない。ニセ医学をおもしろおかしく、迫力と信頼ある状態に仕立て上げる、ヤツらのやり方には、とうてい、勝てるわけもない……。

ニセ医学の人たちが言うことは、医学的に数多く間違っている。

ニセ医学の人たちは、そもそも、がん細胞という名悪役のことを正しく理解していない。**あるいは、意図的にがん細胞の〝プロフィール〟を無視している。**根拠の乏しいキノコや水やよくわからないサプリメントや、まだ認可されておらず十分な検討がなされていない海外のクスリなどを、極めて雑にシアターに投入する。当然、効果はない。

そこに医療者はムカッとする。

「おいおいおい、敵の情報がまるで間違ってるじゃねぇか。用いる武器だって間違いだらけだ。そんなキノコひとつ持たせて、敵の軍隊が倒せるものかよ」

そして、医療者は、役者の〝正しいプロフィール〟を申し述べる……。

この戦いは、崇高だ。意味がある。悲壮感も漂う。

でも、患者から見ると、いったいどう見えているだろう。ニセ医学の人たちと医療者たちが、役者たちのプロフィールを題材に、**マニアックなクイズ合戦をしている**ように見えていたりはしないか。クイズでいくら戦って、ポイントを稼いでも、患者たちから見るとそれはあくまで「カルトクイズ勝負」。医療シアターでは、余興のひとつにもならないかもしれない。

一方のニセ医学の人たちは、たくみな文章センスと見事な商売感覚をもって、シアター全体の雰囲気を自分色に染め上げてしまっている。まるでオペラ歌手のように、舞台の真ん中で朗々と歌い上げている。

その歌に、戦況を好転させる効果はない。**それでも観客は、声のよく通る人の歌を、言葉の意味もわからずに聴いて、感動してしまう。**そして、自分が主役として言うべきセリフも、立つべき場所もわからなくなる。

ぼくら医療者は、クイズには勝てても、オペラ歌手のハイトーンボイスに対抗する手段を持っていないのだ。

医療リテラシー。

この医学情報は役に立ちそうだ、この情報は信用しないほうがよさそうだと、世にあふれる医学知識をうまく取捨選択するための能力。

医療リテラシーがあれば、突然のオペラ歌手の出現に心を奪われることなく、舞台の主役として、あるいは観客として、医療者たちと共に、緻密に戦っていくことができるかもしれない。

どうやったら、世の中に、医療リテラシーをもっと広めることができるだろう。シアターの流れを無視して、声量と声色ですべてをかきまぜてしまうニセ医学。ぼくらはどうやったら彼らを抑え込むことができるのだろう。

腕組みをして悩んでいたぼくの前に、気になるニュースが飛び込んできたのは、２０１８年初頭のことだったと思う。

ある編集者からのメールに、それは書かれていた。

「仲野先生の本、もう、５万部以上売れているらしいですよ」

4-4 厳しすぎる病理の先生の本がなぜ、ベストセラーになったのか？

——君たちはどう、医を斬るか

『こわいもの知らずの病理学講義』。発売は2017年9月。

著者の仲野徹先生は、自らの所属を「浪速大学医学部病理学」とうそぶき、ツイッターのプロフィール欄にも「めざすはお笑い系研究者」と記載している、**いかにもおもろそうな顔をした、ナニワのおっちゃん**だ。

ぼくは彼のことをさまざまな媒体で目にしている。

「日本医事新報」という週刊の医学専門誌では、「なかのとおるのええ加減でいきまっせ！」というタイトルのコラムがもう200回以上連載されているし、ウェブサイト「HONZ」や書評専門雑誌「本の雑誌」などの一般向けメディアにおいても、さまざまなジャンルの書評を担当されている（2018年11月時点）。コラムや書評を書きながら本を読みまくる、おもろそうなおっちゃん。

しかしその正体は、天下の大阪大学医学部教授。エピジェネティクスと呼ばれる分野でごりごり生命科学研究にいそしむ、本物の研究者だ。

もともと、医者や医学生の間では知る人ぞ知る存在でもあった。彼は大阪大学医学部の教授であるから、学生講義を担当している。**その講義が「とても厳しい」ことで有名だった。**試験では何十人もの不合格者が出るという。ぼくはその噂をツイッターで見かけた。

大学教授が「厳しい試験をやるというだけの理由」でネットで噂になることはそうそうないから、とても目立った。罪をおかしているわけでもなければ、テレビで悪目立ちをしているわけでもないのに、仲野教授はその難解な講義によって有名だった。ただものではない。

彼が担当する講義は、「病理学」。

数年前までは極めて知名度が低かったジャンルである。今でこそ、マンガ『フラジャイル』などの影響によって、「病理医」という名称は多少なりとも世に認知されるようになったが、それでも、「病理学」の知名度はまだまだ低い。

病の理というのはなんぞや。

「病気学」とは違うのだろうか。

一般人がよく知らない「病理学」の講義で、大量の医学生たちを不合格にする、おもろそうなナニワのおっちゃん。

彼の経歴を深く探るごとに、少しずつ、一筋縄ではいかない雰囲気が漂ってくる。

その彼の本が、爆裂に売れたのだと言う。

おもろそうなおっちゃんなのだから、本が売れても不思議ではない。しかしもう一度ここでタイトルに着目してほしい。

『こわいもの知らずの病理学講義』。

そう、この本の題材は、医学生界隈で名高い**「仲野教授の厳しすぎる病理学」**なのである。大阪大学医学部の秀才たちがバカスカ赤点をとるほど高難度な講義が、一般向けの本となって、しかもそれが何万部も売れているという。

俄然、興味をひかれるではないか。

―病理学は根本にあるルール

病理学で学ぶことは、主に、**「人間の体の中で何が起こると病気になるのか」**である。

人は誰でも、病気とかケガについて知りたい。

風邪を引いたとき、鼻水が出たり咳が出たりするのはなぜか。インフルエンザで熱を出したとき、その熱はいつ頃下がるのか。骨折してギプスをはめているとき、骨っていったいどうやってくっつくんだろうなと、見えない体内に思いを馳せてみたりもする。

でも、病院に勤めているのでもない限り、普通は、病気の詳しいメカニズムまでは知り得ない。

そういうことに詳しいのは医者である。医者は病気の知識をいっぱい持っている。病気のことを知っているからこそ、診断できるし、治療もできる。

もちろん、医者は一朝一夕に病気の知識を身につけたわけではない。

「医者は、学生時代にいっぱい病気のことを勉強したんだよね」。その通りだ。病気のことはいっぱい勉強してきた。

ただし。

医学部に入学してから最初の3年くらいは、学生たちは病気のことをほとんど学ばない。

このことはあまり知られていないように思う。

病気を学ぶためには準備が必要である。高校を出て大学に入ったらすぐに病気の勉強を始められるわけではない。というか、いきなり病気の勉強をしようと思っても、不可能なのである。**なぜなら、病気の数が多すぎるからだ。**

あなたは世の中にいったいいくつの病気があるかご存じだろうか？

実はぼくも考えたことはなかった。今回あらためて調べ直してみた。

厚生労働省の資料によれば、世界保健機関（ＷＨＯ）が定めている病気を分類するためのコード（ＩＣＤ－10）には、約１万４０００の病気が掲載されているという。しかし、この１万４０００は実際の臨床現場でさらに細かく分類されていることが多い。事実上、病気の数は数万といったところだろうか。

これらをすべて覚えるというのは、人間には不可能である。

だから、病気ひとつひとつを学ぶ前に、**病気の根底に流れている「基本ルール」みたいなもの**を、まず勉強しておかないと、はっきりいって歯が立たない。

この基本ルールこそが、病理学だ。病（やまい）の理（ことわり）である。

病理学というのは医療の根元にある考え方だ。

たとえば血液の循環とその異常、免疫のはたらき、炎症とは何か、血が出たらどうなるのか、栄養の代謝が乱れると何が起こるのか、といった**「体に起こりうる異常のメカニズ**

ム」を学ぶ。

ひとつひとつの病気について詳しいプロフィールを学ぶためのものではなく、さまざまな病気に共通して見られる現象を学ぶための学問だといえる。

たとえば、がんという病気は発生する臓器ごとに異なった特徴をもつ。胃がんは消化器学で、子宮頸がんは婦人科学で、肺がんは呼吸器科学で学ぶ必要がある。これらをひとつひとつ学ぶ前に、医学生は、「がん全体に共通する、統一イメージ」を病理学で学ぶ。

がんとはどういう存在なのか、細胞はどうやって増えて、いつエラーを起こして、それに人体がどう対処するか……。

病理学は、医療を知るための入り口として欠かせない。非医療者が医療者になるために、医学生が医者になるために、避けては通れない登竜門なのである。

医学生に人気のない〝病理学講義〟が、一般の人にウケた

でも、ちょっと想像してみてほしい。あなたが仮に医学生だとしよう。

あなたは、将来医者になるために、崇高な目標と夢と希望をもって医学部に入って、さあこれから病気のことを学ぼう、しっかり治療のことを学ぶぞ、とやっきになっていると

ころだ。

そこで、「あわてるな、病気も治療も後回しだ、まずは基本ルールをしっかり勉強しろ」と言われたら、どういう気持ちになるだろうか。

実際の医学生は、非常にわかりやすい態度をとる。**目に見えてテンションが下がるのだ。**

彼らは一刻も早く、「詳しい病気の知識」を知りたい。「治療のやり方」を覚えたい。「診察方法」「検査の見方」を身につけたい。

飛行機の中で客室乗務員に「急病人です、お客様の中にお医者さんはいらっしゃいませんか？」と言われたら、まっすぐ手を挙げて颯爽と人を救いたい。そんな、高いモチベーションがある。

それなのに、「まずはベースとなるお勉強をしなさい」と言われてしまう。

これまでもさんざん、大学受験で数学とか物理とか化学とか生物とか英語をやってきたのに、医学部に入ってもまだやることが「基礎」。これではしらけてしまうのも無理はない。

そのためか、病理学の講義は、たいていの大学ではあまり人気がない。**医学生に喜ばれない。**もしあなたに医者の知り合いがいたら、尋ねてみてほしい。「学生時代に病理学でどんなことを教わりましたか？」。覚えていて答えられる人など、まずいないだろう。みんな記憶から抜け落ちているのである。

ごくまれに、英国紳士のような教授が現れて、黒板に４つの単語を書いて帰って行った、みたいな細かなエピソードを思い出す人もいるかもしれないが、あくまで例外だ。病理学は記憶に残らない学問である。

けれども役に立たないわけではない。逆だ。医学生たちは、病理学で学んだ基礎を元に、その後じっくりとひとつひとつの病気の知識を修めていく。卒業する頃には、病理学で築いた土台の上に、多くのビルが建っている。

仲野先生が病理学の講義をし、医学生たちにとても厳しい試験を課していることは、かわいそうではあるが、十分に納得できる。

だって、病理学は病気を学ぶための基礎なのだ。将来医者になろうという人間たちに甘えは許されまい。学問の神髄をとことん叩き込まれているに違いない。

一方で、近頃バカ売れしている仲野先生の本もまた病理学。

ぼくは教授の本が５万部以上売れていると聞いたとき（その後さらに部数を伸ばした）、

直感的に、「うまく書き分けているのだろうなあ」と予想した。

医学生に病理を教えているのと同じやりかたなわけがあるまい。一般向けに、極めてわかりやすい文体で、エッセンスだけを、誰でも簡単に読めるように書いているに違いない。

寄藤文平氏による装丁、イラストはとてもポップだ。黄色い表紙が目に飛び込んでくる。

公式サイトの惹句もライトだ。

〝医学界騒然！

大阪大学医学部名物教授による、

ボケとツッコミで学ぶ病気のしくみとその成り立ち。

「近所のおっちゃんやおばちゃん」に読ませるつもりで書き下ろした、おもしろ病理学講義。脱線に次ぐ脱線。しょもない雑談をかましながら病気のしくみを笑いとともに解説する、知的エンターテインメント。〟

なるほど。本当は難しい病理学を、一般向けに簡単に書き直したんだな。

この本を手に取る前のぼくは、そう思った。

しかし。

実際にこの本を読んでみて、ぼくはひとり〝騒然〟とした。

この本は別に簡単ではなかったのだ。

笑って読める、はウソではない。しかし、一般書という雰囲気はなく、これは完璧に「医学書」だった。**大阪大学の学生たちが泣きながらロビンス（病理学の有名な教科書）を読んで学ぶような内容**が、本格的に書かれていた。

確かに、文章は非常に平易だ。一文一文は長くない。主語ひとつに対して明確な述語がきちんと受け止める、はきはきとした潔い文体。簡単なようで実は難しく、センスが必要な語り口である。

しかし、内容は高度で、思った以上に甘えがない。医学用語も省略されていない。

正直、よくこの本が売れたなあ、と思った。

SNSでうまくブーストがかかったのだろうか。大手メディアがたまたま連続で取り上げたから部数が伸びたのだろうか。

Amazonの口コミを見ても、「思ったよりも難しい」という感想がちらほら見られる……。それなのに、売れている。

なぜだ？

しばらく考えていたぼくは、ふと気づいた。

口コミに「内容はけっこう難しいです」と書いている人には、偏りがある、ということに。

実は、本書を読んで、「少し難しめですね」という感想を寄せた人は、医学生や医療関係者が多いのである。

「私は医学生ですが、この本は普通の人には難しいのではないかと思いました」

「私は医療関係者ですからなんとか読めますが、著者のいう、『近所のおっちゃんやおばちゃん』が読むには少し厳しいのでは？」

ぼくと同じ感想である。しかし、少し引っかかるものがあった。

医学生や医者でない人は、「わかりやすかったです」「がんばって読んだらおもしろかったです」と、肯定的な回答を寄せているのである。**簡単だった、とは書かれていないが、**

しかし、読めなかったとも書かれていないのだ。

ご存じの通り、Amazonの口コミなどというものは基本的に辛辣である。自腹をはたいて買った本に少しでも気に入らないことがあればボロクソにけなすのが口コミの常だ。一般の人が、「ボケとツッコミで楽しく学ぼうとして」本書を買って、これだけ難しいものが出てきたら、普通はもっとケチョンケチョンにけなしてもおかしくないのに。

違和感が頭の中で大きく膨らみ始めた。

もしや、「病理学を専門用語で語ると難しい」と言っている人の多くは、医療関係者ばかりであって、一般の人々はそこにさほど苦痛を感じていないのではなかろうか。

あらためて、「週刊文春」「朝日新聞」「Forbes」といった各種メディアに掲載された本書の書評を読んで回った。

脱線に満ちたユーモア溢れる語り口は、純粋に読み物として楽しい。（文春オンライン http://bunshun.jp/articles/-/6830 2018年11月30日閲覧）

最低限の専門用語と基本原理を頭に叩（たた）き込めば読み進められる。殺し文句は

「医学におけるロジックはきわめてシンプルです」。(朝日新聞デジタル　最相葉月氏の寄稿。https://digital.asahi.com/articles/DA3S13302773.html　２０１８年11月30日閲覧)

仲野が教えてくれる「ことわり」は、「ここさえ押さえとけば安心やで」というキモの部分である。これを知っているのと知らないのとでは、医師の話を聞く際の心構えからして違ってくるはずだ。

(Forbes JAPAN　首藤淳哉氏の寄稿。https://forbesjapan.com/articles/detail/18274　２０１８年11月30日閲覧)

うーむ。

本を読むプロの人。文章を書く専門の人。さらには、「一般の目線で」本を読むことに長けている人たちが、いずれも、「わかりやすい」と太鼓判を捺している。

きわめつきは「ＨＯＮＺ」の解析だ。

古幡瑞穂氏が寄せた「併せて読まれたこの一冊『こわいもの知らずの病理学講義』を

読んでいるのは、どういう人たちなのか?・」(https://honz.jp/articles/-/44720　２０１８年11月30日閲覧)では、仲野教授の本を買った人が「一緒にどのような本を買っているか」が調べられていた。

病理学講義の本に興味がある人は、ほかにどんな本に興味があるのだろう。なかなかおもしろい調査だ。

その結果を引用しよう。

『こわいもの知らずの病理学講義』の読者が２０１７年９月以降に購入した本上位10作品

1　『漫画 君たちはどう生きるか』吉野源三郎　マガジンハウス
2　『医者が教える食事術 最強の教科書』牧田善二　ダイヤモンド社
3　『日本史の内幕』磯田道史　中央公論新社
4　『遺言。』養老孟司　新潮社
5　『不死身の特攻兵』鴻上尚史　講談社
6　『日本軍兵士』吉田裕　中央公論新社

7『日の名残り』カズオ・イシグロ　早川書房
8『症状を知り、病気を探る』市原真　照林社
9『未来の年表』河合雅司　講談社
10『老人の取扱説明書』平松類　SBクリエイティブ

8位にぼくの本が入っていてびっくりした。

でも、一番衝撃的だったのは、そこではない。

医療や健康に関連する本が「4冊しかない」、というところにぼくは激しく驚いた。2位、4位、8位、10位だけ。

残りの6冊は、医療とは関係がない本だ。1位の『漫画 君たちはどう生きるか』にしても、7位のカズオ・イシグロにしても、医療・健康本とは無関係の、オールジャンルベストセラーである。

すなわち、仲野先生の本は、**本屋全体の中で最も強い本たちと一緒に買われた**ということになる。「医療本ばかり探し求めているような人ではなく、極めて普通の人たちにリーチしていた」と考えることができよう。

まさに売り文句の通り、近所のおっちゃんやおばちゃんが買ったのだ。

ぼくは何か、大きな勘違いをしていたのではないか。

ニセ医学との戦いにおいて、役者のプロフィールを訂正することにやっきになり、シアターのムードを伝えることができていない現状。

「病気の根底に通じる病理学は難解で、一般には売れないだろう、だって医学生だって苦しんでいるんだから」という、思い込み。

そこにハマって売れ続けている、仲野先生の本。

これらから導き出される答えとは何か？

4-5 これからの患者と医療のすがた

——ラインダンスの、踊り方

おぼろげながら見えてきたもの。

世に無数に存在する病気。ぼくらはそれを前に右往左往する。病気の予防方法は。どう治療したらよくなるのか。ずっと健康でいるためには何をすればよいか。

複雑な群像劇の展開されている医療シアターで、ぼくらは悩む。

時にオペラ歌手のような存在が出てきて、それまでの流れをぶった切って、美声で観客の耳目を集める。しかしその歌は、悪役に対しては何の効果も示さない。

医療者は、悪目立ちするニセモノに立ち向かい、この治療法はうそっぱちだ、この健康法はエビデンスがないと、奮闘する。局地戦が繰り返されていく。残念ながら、キリがない。

そして、いつしか、思う。

「役者それぞれのプロフィールを訂正して回るのではなく、もっと大きく、シアター全体を支配する法則のようなものを、社会で共有することができないだろうか？」

本書を執筆しながら、いろいろと考えてきた。病院について、医者について、病気について、そして、医療リテラシーについて。

医療は、患者にとってはブラックボックスだ。なんかよくわからんけど具合が悪くなったときにハコの中に飛び込めば、よくわからないことをされて、ハコの外に出たときには治っている、というやり方。

そんなハコは開けてしまったほうがいい。

患者もまた、「タネ」を共有すればいい。いずれ、医療シアターで、患者と医療者は一緒に群像劇を演じるのだ。だったら、舞台のようすを知っておいたほうがいい。

ではどうやったら医療シアターのことが見えるようになるか。

ここに来て、ある仮説が思い浮かぶ。ヒントは仲野先生の本が売れていること。

カギを握るのはきっと「病理学」だ。

病理学は、個別の病気学（疾病学）を暗記する前に、医学生が汗をかきながら学ばなければいけない、基礎となる学問。

胃がんの細胞のプロフィールや、抗がん剤のプロフィールみたいなものを、ひとつひとつしらみつぶしに勉強するのではなくて、それらを統合するルールである、病理学を学ぶ。

できれば、「おもろい顔で」、「わかりやすく」学べれば、それに越したことはない。

そう、だから仲野先生の本があれだけ売れているのだ。

となると。

ぼくら医療者が今後とるべき具体的な方策が見えてくる。

ちょっとここまでの話をまとめてみよう。

医療者たちは患者に今以上によい医療を受けてほしい。おかしなニセ医学にダマされる人がひとりでも減ればいいなと思っている。

残念ながら世の多くの人々、たいていの患者は、病気のことをあまり知らない。というか、病院のことも、医者のことも、よくわからない。

病院がものすごく特殊な場所だというわけではない。この本を通じて見てきたように、働いているのは同じ人間だし、ひとたび医療者が病気になって患者になれば、非医療者と何も変わらない。

ただ、医療者は、一般の人々よりも医学の勉強をして、病気や治療について詳しくなろうとしている。職業的なアドバンテージがある。

そして、ときに、給料をもらうという目的を逸脱して、患者のために尽くすべくオーバーワーク気味になることはある。いいことではないけれど、どうも医療職につく人たちの一部は、美術品を扱う人たちのように、損得以外の価値で動いてみたいときがあるようだ。

そんな医療者たちは、しばしば、正義感や職業倫理から、患者にまとわりつくニセ医療や正しくない医学知識と戦おうとする。ところが、敵は多く、手強く、各個撃破してもなかなか勝ちきれない。

そこで患者には、ひとまず、「医療はシアターである」ということを知ってもらいたい。登場人物があなたと病気と医療者の「3名」なのではなく、「あなた連合軍」、「病気の敵軍」、「医療者の援軍」のような無数の役者によって構成される、群像劇だということ。

これがわかるだけで、世のニセ医学の大半は「おかしいぞ」と気づくことができる。

「100%がんを治せます」といううたい文句はアヤシイ。

「キノコを食べるだけでがんが治ります」も不自然だ。

「肉食をやめればがんが消えます」もありえない。

その上で、医療シアターをもっと深く知ってもらい、患者と医療者が一緒に舞台で連合軍を組織して、病気という敵と戦っていくために、今後、ぼくらは何をすればいいだろう?

ふう、ちょっと肩の力を抜こう。

よく考えたらこの本はエッセイだったではないか。もっと気軽に読んでもらおう。理論、理屈でゴリゴリ押すのは医者の悪いクセだ。そういうところがよくないんだ。

この先なんとなくこうしたらいいんじゃね、くらいのアイディアをいくつか書いてみる。実現の可能性についてはあまり厳密に考えないことにするけれど、どう考えても不可能な夢物語みたいなアイディアはボツとする。

1つめ。

そもそも、医者は患者をなめすぎである。

仲野先生の本が患者にとってわかりづらいだろう、みたいな感覚は、外れだ。患者は、自分の興味のあることについてはきちんと順序立てて学ぶ力がある。専門用語が連発されていても、きちんと背景の解説をしていれば、患者は理解してくれる。**「非医療者にはわかんねぇよ」みたいに、上から目線で力量を過小評価して、説明を適当に済ませるのはよくない。**

大阪大学の医学生ほど泣かせなくてもいいけれど、「病気のことを知るにはまずこれだけの配役がいるんですよ、こんな舞台が展開されているんですよ」ということを、きちんと語ろう。患者の向学心をリスペクトするのだ。一緒にタッグを組んで戦う同志なのだから。

2つめ。

アニメにもなったマンガ『はたらく細胞』。あれはまさに群像劇を描いたものだ。赤血球とか白血球にきちんと「プロフィール」を与えつつも、全体がおもしろおかしくダイナミックに動く舞台演劇としてきちんとデザインされていて、見ているぼくらは造血細胞についての「雰囲気」をしっかりつかむことができる。

ああいう創作にもっと力を注ごう。自分で絵は描けなくても、小説は書けなくても、医療監修ならできるはずだ。クリエイターたちとタッグを組めたらステキだなぁと思う。

3つめ。

もしどこかで文章を書く機会を得たならば、医療者、とくに医者は、もっと編集者たちの意見を仰ごう。

ぼくらの文章力は、基本的に、カスである。ニセ医学の人たちに説得力で勝てていない。論理で勝ってもだめなのだ。エビデンスがある。

文章がうまい人たちときちんとタッグを組んで、教えてもらおう。直してもらおう。

4つめ。

病院の中でも医者はもっとも「特殊な人々」ととらえられがちだ。無理もない。医療シアターにおいて、医者の仕事は、戦場を俯瞰し、敵軍の配置を調べ、自軍の戦力を推し量り、陣形を組んで総指揮をとることだ。舞台を高みから見下ろしたり、右に左に角度を変えて見なければいけない。

けれどもその分、舞台や観客席にいる患者との距離はどうしても離れる。

そして、そんな患者に寄り添うのは、看護師や薬剤師をはじめとする病院のスタッフたちだ。彼らはそれぞれに医者と違う技術を発揮して、役者としての患者を支え、体調を整え、武器をもたせ、栄養を渡し、ときには観客席にいる患者の心にも寄り添う。医者よりも幅広い場面で患者と意識を共有している。

だったら、患者にとって必要な医療リテラシーの提供元が「医者だけ」というのは物足りない。

シアターのあちこちに、さまざまな役者がいる。臨床検査技師、放射線技師、介護士、理学療法士、作業療法士、ソーシャルワーカー、栄養士、臨床心理士、臨床工学技士……。待合室をデザインする人。お金の計算をする人。薬を作っている人。行政担当者。ほかにもいろいろだ。これらの役者みんなが感じることを共有したほうが、全体像がより詳しく見えてくるだろう。

だったら医者はほかの医療者たちとしっかりタッグを組んで……。

タッグ?

そんなに組みまくったら肩がいくつあっても足りない。

というか、タッグではなくて、ユニットだ。スクラムだ。共同体である。

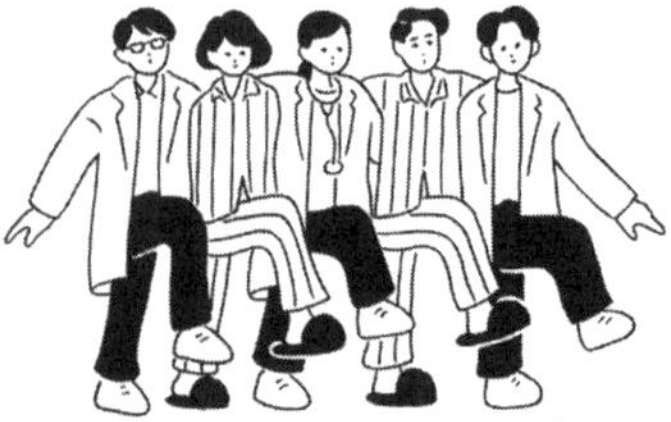

仲良くしろってことなんだよな。結局。

なんかありふれた結論だなあ。

けれどもやっぱりそういうことなんだよ医療者も、患者も、もっと周りを見て、連携すべきなんだ。

「インターネットで医療情報を効果的に検索する方法」
「間違った医療知識にだまされないためには」

そんなの、ひとりで立ち向かったってだめなんだよ。誰かと一緒にやらないといけない。

そのためのSNSだよ。そのためのネットワークではないか。

健康なときに医療者に病気のことを聞くのは難しい？　そうでもない、探せばいくらでもやり方はある。

地域で保健師や看護師が取り組む医療講演というのはまさにこの「患者と一緒に病気のことを考えよう」という取り組みだ。

国立がん研究センターの提供する「がん情報サービス」には病気についての情報以外にもさまざまなお得情報が載っている。

医者は、情報の発信方法や、ニセ医学との戦い方を、もっとブラッシュアップしていこう。

ネットで話題になった病気の知識や薬の情報について、その都度個別にリアクションしているだけでは効果は薄いのだ。シアターで何が起こっているかを網羅的に解説しよう。そんな難しいこと、たぶん個人ではできない。医者だけでもできない。医療者だけでも無理だ。

だったら、出版社とかメディアとかとも、きちんと仲良くしていこう。イラストレーターと手を組もう。放送作家と友だちになろう。

できれば、「おもろい感じで」、やっていければ、いうことはない。

仲野先生が又吉直樹と一緒に病理の話をしていた、NHKで放送された「又吉直樹のヱウレーカ!」、あれ、最高だったな。

4-6 とある病理医Yの視点

タッグだユニットだと言っているうちに「４－５」が書き終わってしまった。でもこのことはほんとに重要だと思っている。

「チーム医療」という言葉を有名無実にしてはいけない。

今こそぼくらは「チーム」という言葉を、医療シアターの観点で見直す必要がある。

医者と患者とのタッグについては、もう少し細かく書いておこう。

これが本書最後の話題だ。

ぼくはたかだかいち病理医にすぎないけれど、幾人か、「これはすごいな」という医療をやっている医者を知っている。

地域診療で緩和ケアを行っている医者。

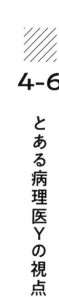

小児を中心に在宅酸素治療のクリニックを開いた医者。

患者のリピート率が異常に高い内視鏡医。

彼らの専門性はバラバラで、患者との関係もそれぞれ異なっているが、共通点がある。まず、彼らはみな「患者と対等に付き合っている」。さらに、患者の方もまた「医者と対等に付き合っている」のだ。

ぼくは、いわゆる名医にかかっている患者の話を聴いたり、書いたものを読んだりする機会があった。そこで見えてきたのは、患者が医者のことを「必要以上に尊敬しすぎていない」ということである。

もちろん患者たちはプロの技術に対してリスペクトを示しているのだが、自分と医者とほかの医療スタッフの関係をまとめて「チーム」であるととらえている。

すなわち、自分も含めたユニット全体を尊敬し、信頼しているのだ。医者が上で患者が下だ、みたいな雰囲気は感じられない。

これは地味に凄いことだ。患者と対等な関係を構築した医者は立派だなあと思うし、患者もまた、医者という得体の知れないイキモノに心を開いているのはすばらしいな、と感心している。

医者と患者の関係は、ときおり一方的になる。

病状がうまく理解できず、医者の言うことにひたすら従うしかない患者もいる。逆に、医者の言うことが信じられず、ひたすら自分のよいと思う治療を要求する患者もいる。このような関係は不健全で、ストレスを招く。

ときに患者は、「医者の一挙手一投足が患者の命を左右している」と考えていることがある。このイメージは根強い。医者がうっかり何かを間違えれば、自分に重大なダメージが及ぶという想像。

人が重病にかかったときに、思わず「いい医者にかかれば治るかもしれない、悪い医者に当たれば死ぬかもしれない」などと懸念してしまうのも、**医者がすべてを握っていると いう考え方**の延長にある発想だ。

正直なところ、このような「医者がすべてを握っている」という考え方は、現代医学においてはイマイチしっくりこない。

医者がひとりで患者のすべてを背負うシーンは思いのほか少ない。多くの場面で、患者がそうとは気づかないままに、複数の目と手が患者を支えている。

たとえば、あなたについた主治医が研修医だったとすると、あなたは不安に思うかもしれない。けれども、その研修医を指導する上級医がいて、患者にサイドから介入する看護師や薬剤師たちがいる。

あなたに直接話しかける「役」は一人に見えるかもしれないが、そこでちょっとドローンを飛ばして、周りをよく観察してみるといい。役者一人だと思っていた舞台には、いつしか無数の役者が出そろって、アイコンタクトをとりながら、演目を支えている。

「医者の投薬ひとつが患者の運命を決める」などというけれど、投薬の仕方は「ガイドライン」できっちり定められている。過去の多くの医療者たちが積み上げてきたデータがあり、集合知が保証してくれた治療がある。診断が決まれば、推奨される治療がセットで付いてくる。現代医療では、医者はアドリブで動くわけではなく、歴史が保証してくれるすばらしい台本をひもとく。その脚本を作る作家も、演出家も、医療者として病院のどこかに存在する。

もちろん、医者が単なる「脚本に従って動く大根役者」であってはいけない。そこには絶妙なアドリブが存在する。いわゆる**「さじ加減」**だ。ガイドラインという基本型を杓子定規に守っていればよいというわけでもない。

患者の身長や体重、すでに持っている病気、心臓や肺の機能、ほかの薬との飲み合わせなど、複数の要因を加味して、医者は「さじを加減」し、舞台でなめらかに踊る。

あらゆる医者は医療全体によってしっかりと支えられているし、医者はシアターを支える役者のひとりに過ぎない。その上で、医者は華麗な技術で観客を魅了する。

ときにマジシャンのように振る舞う。できればそのタネに関する情報は、ほかの役者（患者や、多くの病院スタッフたち）とも共有できていればよい。隠しておく必要はない。

患者は医療者という共演者たちと共に、舞台を作り上げる。どのように日常生活を送り、運動や食事、服薬の方法などを学び、敵を近づかせないような予防策を張り、将来を予測してトラブルに備えるか？　これを考えるとき、医者と患者は上下関係とか師弟関係ではなく、**あくまでタッグ、共演者の関係である。**

舞台でどう振る舞うべきかを書いた「脚本」には「エビデンス」が書かれている。過去の舞台を成功に導いた脚本の類型を、我々は選び取る必要がある。

それはインターネット上であったり、一般向けの書籍であったり、テレビをはじめとするさまざまなメディアを通じて閲覧できる。玉石混交だ。

医者と患者は、ときに「脚本室」に立ち、一緒に考える。

あの脚本が信用できそうだ、あっちは展開が芳しくないね。

医者はときに、映画解説員のようにふるまう。

患者もまた医者から知識を得るたびに賢くなる。


ぼくはここまで、この本を書きながら、医療をシアター上の群像劇というものに例えることを思いついたけれど、この例えはあまりにうまくハマりすぎて、少しこわくなってきた。

そういえば群像劇なんてものは、医療に限らず人間の生きる姿そのものなんだよな、ということに、今さら思い至る。なあんだ、ぼくは当たり前のことをずっと書いてきたのか。

ぼくはこの本の中で、「医者はめったに文章を直されない。文章の前後を入れ替えるべきだと指導されたことがないし、ここの段落がわかりにくいと指摘されたこともない」と書いた。

できあがった原稿をまとめて編集者氏に送った数日後、めちゃくちゃ細かい「修正」が描き入れられたＰＤＦがどっさり送られてきて、ぼくは笑ってしまった。じっくり読み込んでいろいろ手直しをすると、驚くほど読みやすくなった。あらためてプロの仕事に感服した。これって、患者と医療者の関係にも似ているよな。

本作りだって群像劇だ。

ぼく一人で書けるものではなかった。

多くの関係者がいる。とりわけ、「共演者」である大和書房のＷさんには感謝を申し上げる。ＷとＹの芝居は一時閉幕である。ブカブカドンドン。

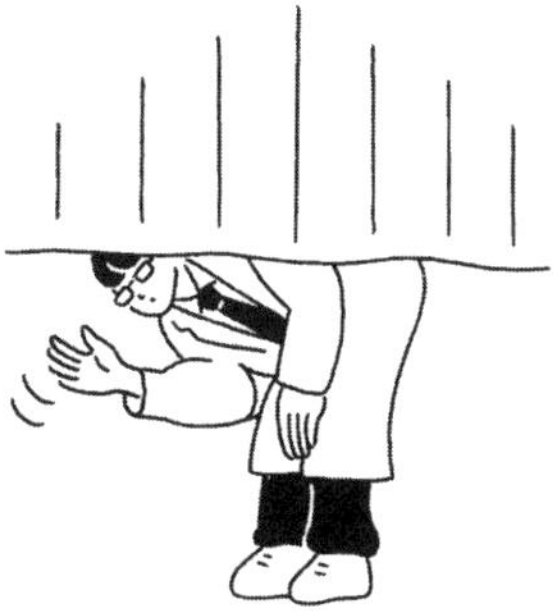

カーテンコール（おわりに）

マイケル・サンデルという人がいる。

ご存じだろうか。

かつて、NHKで「ハーバード白熱教室」と題された番組が放送された。元々はアメリカで放送されていた番組で、日本で最初に放送されたのは2010年の4月のこと。世間でもかなり話題となったし、早川書房からは『これからの「正義」の話をしよう』というタイトルの本が出てヒットした。

「トロッコ問題」が有名である。あなたもご存じかもしれない。


トロッコが猛スピードで走っている。走る先には5人の作業員がいて、このままトロッコが走り続ければ5人をひいてしまう。ところが運良く路線切り替えのポイントがあって、あなたはそのレバーの前にいる。

さあレバーを操作して5人を助けよう。

しかし、切り替えた先の線路にも、実は1名だけ、人がいる。この場合、あなたがレバーを動かすことで、5人は助かるが、代わりに線路上の1人が死ぬ。

あなたはレバーを動かせるか？　そして、レバーを動かすことは、道徳的に許されることだろうか？

合理的なことを言えば、5人死ぬか1人死ぬかどちらか選ぶならば、1人が死ぬほうを選ぶのが「正しい」。でも、誰かを助けるために他の誰かを犠牲にすることが、道徳的に、倫理的に、あるいは人情として「許せるか、許せないか」という話は、そう単純ではない。

サンデル先生は「これからの正義の話をしよう」と言った。しかしその「正義」というのは、決して一元的に定義できるものではなかった。単一ではなく、視点によって代わり、パラメータが多く、複雑だったのだ。

私はこの「合理的な思考だけでは正解にたどり着けない人間の心のあや」に魅了された。理詰めで順序立てて語ったところで、人はどこか心の奥底で、感覚的に承服できないときがある。

同じ頃、私は、「病理学」や「病理医」という極めてマイナーな存在を世間に浸透させる広報的存在を作ろうと考えていた。そこでサンデル先生の優れたプレゼンテーションを知り、リスペクトし、オマージュしてパスティーシュしてフィーチャーして……要はパクった。

サンデル先生と病理の病とを併せて「ヤンデル先生」というキャラクターを作ったのである。

「これからは病理の話もしよう」とうそぶいた。

そして人々に病の理（ことわり）や、医療とは何かを伝えていこうと決心した。２０１０年冬のことであった。

ところが私は少しずつ、病気や医学、病理学を個別にクローズアップして「正しい医療」を伝えるやり方に疑問を持ち始めた。本書の例えで言うならばそれは、「役者ひとりひとりのプロフィールを詳細に説明する」ようなものであった。サンデル先生のようにはうまくいかないな、どうやったらあんなにキャッチーな講義ができるんだろうな、と、やきもきしていた。正確な時期は覚えていないのだが、マンガ『フラジャイル』の単行本第１巻が発売されたころ（2014年の秋）には、病理広報アカウントをやめてフラジャイルのおっかけをするアカウントになります、と宣言していた覚えがある。

そんな私が、執筆という機会を得た。医師や医療のことをゆるく伝えろとのお達しだった。

折しも世は空前の「医者が情報発信する時代」。医療を巡るデマ、必要とする情報になかなかたどり着けない検索システム、安堵の声よりも悲鳴のほうが遠くまで届く現象。これらの逆風に立ち向かうように、多くの医師が新旧メディアを活用して医療情報を届けようと試みていた。

私は、これらを俯瞰し……俯瞰したつもりになりながら……「監督」として何かをこの世に届けようと、再び決意した。そして、結果的には、舞台で、また観客席で、おろおろし、ジタバタした。特に序章を執筆していたころの私はほんとうに、消え入りそうな顔をしていたと思う。眉毛なんかあんなに下がっちゃって。生まれつきです。

そんな監督気取りの大根役者を多くの人が手助けした。特に、本文を読み終えた人ならばわかるであろう、「原作者」であり「演出家」であった大和書房の担当編集者、若林さんの功績はとても大きい。ちなみにまだ会ったことがない。かっこいい関係だなーと思う。

自らを監督と思っていた私は、本書を練り上げていく過程で、舞台に上がる俳優としての自分に、また、それを見つめる観客である自分に気づいた。多くの助力を得ながら、まさに群像劇の末に本書はまとまった。

この本ができた過程は、構造として、医療と似ていた。おもしろいな。


何かを書くということは、時に書き手を読み手にし、「そこに文章があり、人が何かを思う場を作る」という中動態の世界を構築する。私はこうして「ぼく」となり、書きながら読み、伝えながら受け取って、医療について考え、シアターのムードを感じ、誰かと共有した。

あなたは、どうだったろうか。

医療シアターにはカーテンコールがあるが、公演はロングランなのである。絶賛上演中の舞台に、ぼくもあなたも、ときおり立っている。

2月25日　病理医ヤンデル／ぼく／市原　真　記す

文庫版あとがき

本書の底本である『病理医ヤンデルのおおまじめなひとりごと』が発行されたのは2019年の3月のことである。およそ2年が経過した。この間、皆さんと同じように「ぼく」にもいろいろなことがあった。中でも、とあるひとつながりの出来事が、小さな区切りとして思い起こされる。はしがきとして記しておきたい。

本書で「これまでに出会ったとりわけ個性的な先生たち」として紹介した二人の恩師のうちの一人、長嶋和郎先生が、2021年に天寿を全うされた。

長嶋先生は2005年に北海道大学教授を退官された後、札幌東徳洲会病院に病理医として勤められており、しばしば研究会などでお目にかかった。いつも周りには臨床医や病理技師などのスタッフ、さらには他院の病理医がおり、和やかに歓談されている姿が印象的であった。会が終わってスーツにハットで颯爽とその場を去る姿は、まさにあこがれた「病理学紳士」そのものだった。

そんな長嶋先生から、ときに、消化管病理の分野で相談を受けることがあった。私が相談するのではなしに、元教授が意見を求めて電話をしてくるのだから、もちろんひどく緊張する。祖父に近い年齢の大御所が「ああ、いっちー、ひとつ病理を教えてもらいたいんだけどネ」と言って電話をかけてくるのだからたまらない。固定電話の前で直立不動のまま拝復するしかない。汗をかきながら見せてもらった胃や膵臓のプレパラートには、「よくこんな細やかな違和感に気づいたな……」とため息が出るような、プロの病理医にしか気づけない、新しい発見が必ず潜んでいた。

このことの凄さは病理医であればわかる。長嶋先生は脳腫瘍取扱い規約委員を長年勤められた国内随一の脳腫瘍病理専門医であり、かつ、進行性多巣性白質脳症の原因とされるJCウイルスの研究など、脳神経病理学の全般に精通された方であった。しかし、私が師から相談を受ける症例は、胃や膵臓、肝臓などだ。これが何を意味するのかというと、つまり師は、脳以外の診断も精力的にこなされていたのである。

現代の病理医はひとつの専門を極めるのに忙しい。脳のスペシャリストであれば自然と脳以外の病気については詳しくなくなるし、興味も失せていくものだ。それなのに、師は脳以外の診断を決しておろそかにしなかった。アカデミアを去ったあと、市中病院に移られてからの業績の多くは、「脳以外の病気の症例報告」であったのだから推して知るべしである。

師は、共に働く医療者たちに答えるために多くの人の手を借りながら、その中心で病理医としての責務を果たそうとされていた。私はその姿勢にあこがれ続けた。

ただし、私は師の門下では落ちこぼれだった。いわゆる不肖の弟子というやつである。彼が構築した脳神経病理学の基礎研究を担うことはとうとうなかった。そもそも大学院にいたころの私は脳とは全く関係のない研究をやっていた。それを緩やかに許してくださったのだから懐が広い。当然のように、私の研究は全く実を結ばなかった。予算が豊富にあり、実績も多い講座にいながら、まともな論文が生み出せなかったのは今でも恥ずかしい。長嶋門下のうっかり八兵衛という浮名を甘んじて受け入れる。しかし、そんな私も、「長嶋アイディア」の研究に少しだけ携わったことがある。この話はまだどこにも書いたことがない。

長嶋先生のもとには医者だけでなくさまざまな医療者たちが研究をしにやってきており、そのうちの一人がとあるがんの研究をはじめようとしていた。院生であった私はその研究を手伝うことになった。ある遺伝子の「メチル化」を調べたらおもしろいかもしれない、と師は言った。私はその意味をよく理解しないまま、メチル化特異的PCRと呼ばれる実験をはじめた。患者から採取された組織を、インターネットで取得した論文に書いてある通りの方法で溶かし、DNAを抽出して、そこにメチル基という「飾り付け」がされているかどうかを調べる。しかしこれが悲しいくらいにうまくいかない。けっこうな額の研究費を使って、さまざまな市販のキットを用いても、一向に実験が前に進まなかった。それを知った長嶋先生は、困った顔もせずにこう言った。「電話しておいたから、札幌医大のトヨタ先生のところで勉強してきたらいいよ」。

札幌医大？　北大の教授（長嶋先生）が札幌医大の人に手を借りていいのだろうか？　まあ、師が言うんだからいいんだろう。……時を経て自分にツッコむと、いやいや、それはあり得ん、である。師はそうやって軽々と越境して多くの人の手をいとも簡単に借りてしまう。20年経った今ならわかる。おそろしいほどの人脈と行動力だ。「妖怪人たらし」である。

こうして私は、札幌医大のトヨタ先生の元で「突撃！　となりのラボじっけん」をすることになった。トヨタ先生は長嶋先生より二回りくらい若く、物静かな方だった。突然の申し出に嫌な顔ひとつせず、素性のわからない院生相手に「キットを使うと効率が悪いから、この安い試薬とこの安い試薬を自分で混ぜて、こうやって処理をするのがいいんですよ」と、助手も付けず自ら白衣にピペットで、実験のやり方を教えてくれた。これを読んで、研究経験がある方ならきっと仰天するだろう。「そんなおひとよしな研究者がどこにいるのか」と。かくして私のメチル化実験は急にうまくいくようになった。おもしろいくらいにメチル化特異的PCRがズバズバ成功するようになった。トヨタ先生は一流だった。あれほど「研究が上手な人」に私はその後も出会ったことがない。

札幌医大生化学第二講座の豊田実講師（当時）と聞けば、ピンと来る方もいらっしゃるだろう。トヨタ先生は、その後ものすごい勢いで出世され、札幌医大分子生物学（旧・生化学第二講座）の教授になられた。今でこそメディアでも見聞きするようになった「がんエピジェネティクス研究」の第一人者であった。でも、本当に残念なことだが、豊田先生はその後、2011年に胆管がんで急逝された。訃報に札幌医大関係者はもちろん、北海道大学閥の人びとからも惜しむ声があがった。

私は豊田先生と一瞬邂逅したに過ぎないが、鮮烈な記憶が今でも色あせない。そして、私の数奇な経験と同じような出会いを、ものすごくたくさんの人びとに向けて提供し続けたのが長嶋先生という人だった。

師の思い出をあらためて紐解くと、彼は主演俳優というよりも、「劇団長嶋」の座長であったのだと感じる。舞台に次々と人を上げて多彩な公演を開催し、アクター同士、さらにはスタッフや観客も巻き込んでさまざまな化学反応を起こした。そこに加わる人の属性はさまざまで、医者か医者でないか、北大か北大でないかなど、一切関係なかった。かつて、講義室で師が「炎症の四徴」をカツカツと書いたとき、私はその役者っぷりに惚れ込んだが、晩年の彼は見事なプロデューサーだったのである。

師が亡くなり、あるひとつの舞台の幕が下りた。演目の余韻を味わいながらシートに沈み込んでいる。しかし、医療シアターにカーテンコールはあれど、公演はまだまだロングランだ。長嶋門下は各地で見事な業績を上げている。私が学生だったころ長嶋先生の元で講師をされていた田中伸哉先生は今や日本病理学会英文誌の編集長だ。

一方の「ぼく」はどうかというと、一人称が「私」になった程度で、なんだかさほど変わっていない気もするのだが、横書きだった本書が縦書きとして生まれ変わるだけでこんなに読み口が変わることを見てもわかるように、少しずつ変成しながらえっちらおっちらやっていくことにはきっと意味があるんだろう。まあなんかそういう2年間でした。引きつづきがんばります。

長嶋和郎先生のご冥福を心よりお祈り申し上げます。

最後になりましたが、若林さん、今回も担当してくださってありがとうございました。あとがきは2000字くらいって言われてたのに、思いが溢れて3000字になっちゃった。すみません。

本作品は小社より二〇一九年三月に刊行された『病理医ヤンデルのおおまじめなひとりごと』を改題し、再編集して文庫化したものです。

市原 真（いちはら・しん）
1978年生まれ。2003年北海道大学医学部卒業。国立がんセンター中央病院（現国立がん研究センター中央病院）研修後、札幌厚生病院病理診断科へ（現在、同科主任部長）。博士（医学）。病理専門医・研修指導医、臨床検査管理医、細胞診専門医。ツイッターでは「病理医ヤンデル（@Dr_yandel）」として人気を博し、現在フォロワー数14・5万人。
著書に『いち病理医の「リアル」』『Dr.ヤンデルの病院選び ヤムリエの作法』（共に丸善出版）、『どこからが病気なの？』（ちくまプリマー新書）、『ヤンデル先生のようこそ！ 病理医の日常へ』（清流出版）、『まちカドかがく』（ネコノス文庫）などがある。

だいわ文庫

病理医《びょうりい》ヤンデル先生《せんせい》の
医者《いしゃ》・病院《びょういん》・病気《びょうき》のリアルな話《はなし》

著者 市原《いちはら》 真《しん》

二〇二二年二月一五日第一刷発行

発行者 佐藤 靖
発行所 大和《だいわ》書房
東京都文京区関口一−三三−四 〒一一二−〇〇一四
電話 〇三−三二〇三−四五一一

フォーマットデザイン 鈴木成一デザイン室
本文デザイン 趙 葵花（川谷デザイン）
本文イラスト 深川 優
本文印刷 厚徳社
カバー印刷 山一印刷
製本 小泉製本

ISBN978-4-479-32001-2
乱丁本・落丁本はお取り替えいたします。
http://www.daiwashobo.co.jp